Ludwig Koneberg
Gabriele Förder

Kinesiologie für Kinder

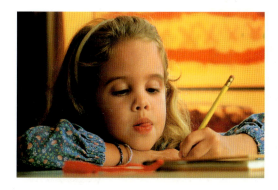

Damit Lernen mehr Spaß macht

- Lernblockaden erkennen und auflösen
- Ängste abbauen, Fähigkeiten fördern
- Selbsthilfeprogramm für Eltern und Kinder

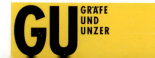
GRÄFE UND UNZER

Inhalt

Ein Wort zuvor	5

Lernen möglich machen — 7

Was ist Pädagogische Kinesiologie? — 5
Die Ursprünge — 8
Angewandte Kinesiologie als Basis — 9
  Streß blockiert Lebensenergie — 11
  Streß blockiert Denken — 12

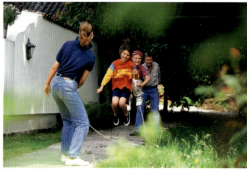

Grundlagen der Pädagogischen Kinesiologie — 16
Das menschliche Gehirn — 16
  Gehirnareale und ihre Funktionen — 17
  Analytisch oder ganzheitlich? — 18
  Denken – mit links oder rechts? — 21
Bewegung – Tor zum Lernen — 22
  Das Gehirn lernt nie aus — 25
Das gestreßte Kind — 25
Lernhemmende Faktoren — 26
  Nicht kindgerechte Schulbedingungen — 26
  Die Rolle der Eltern — 28
  Die versteckte Gefahr von Bildschirmen — 29
  Unverträglichkeitsreaktionen — 29
  Körperliche Schockerlebnisse — 31
  Emotionale Erschütterungen — 31

PRAXIS

Lernblockaden erkennen — 33

Wie äußern sich Lernblockaden? — 34
Sichtbare Hinweise auf Lernblockaden — 34
Versteckte Hinweise auf Lernblockaden — 34
  Die Sprache der Bewegungen — 35

Die drei Dimensionen des Denkens — 37
Drei mögliche Blockaden — 37
  Die Rechts-links-Blockade — 37
  Links- oder rechtshändig? — 43
  Gemischte Händigkeit — 43
  Die Oben-unten-Blockade — 45
  Die Vorne-hinten-Blockade — 47
  Fallbeispiele aus der Lernberatung — 48

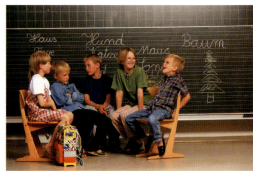

Testbögen aus der Lernberatungspraxis	51
Kreise	52
Schleifen	52
Liegende Achten	52
Buchstaben und Zahlen	52
Blitzwort	53

Lernblockaden auflösen 56

Die Übungen der Pädagogischen Kinesiologie 54

Bewegungsübungen und ihre Wirkung	56
Energieübungen und ihre Wirkung	57
Altes Wissen – neu entdeckt	57
Was ist eine Energieblockade?	57
Neurolinguistisches Programmieren	58
Die Anfänge des NLP	58
Die Anwendungsprinzipien	59
Was wollen Sie für Ihr Kind erreichen?	60
Schrittweise zum Erfolg	59
Die »Dennison-Lateralitäts-Bahnung«	63
Überkreuzen einmal anders	67
Der »Schwerkraftgleiter«	67
Die »Überkreuzbewegung nach hinten«	69
Drei auf einen Streich	69
Die »Seitigkeitsverankerung«	70
Kreise malen	71
Schleifen malen	72
»Liegende Achten« malen	72
Der »Muntermacher«	73
Die »Denkmütze«	74
Der »Elefant«	76
Der »Genießer«	77
Die Psyche ins Gleichgewicht bringen	78
Emotionale Steßreduktion	78
Schnelle Hilfe für Körper und Seele	81
»Blitzwort«	82
»Rechentraining«	85
Wann welche Übung?	88
Das kleine Übungseinmaleins	88

Fit für Schule und Alltag mit dem Kurzprogramm 89

Täglich ausreichend Wasser trinken	89
Kleines Trainingsprogramm für Kinder	90
Schnelles Übungsprogramm für Erwachsene	90
Qualität geht vor Häufigkeit	91

Zum Nachschlagen

Bücher, die weiterhelfen	92
Adressen, die weiterhelfen	93
Sachregister	94
Impressum	96

Wichtiger Hinweis

Sie finden in diesem Buch eine Vielzahl von Übungen aus der Pädagogischen Kinesiologie, mit deren Hilfe Sie Ihr Kind beim Lernen unterstützen können. Sie dienen vor allem dazu, die individuellen Denk- und Lernfähigkeiten zu verbessern. Einige der Übungen können auch bei leichteren, streßbedingten Beschwerden (emotionalem Streß) eine Hilfe sein.
Die Kinesiologie für Kinder ist ein Selbsthilfeprogramm für zu Hause, das aber keinesfalls die Behandlung von gesundheitlichen Störungen durch den Arzt oder kinesiologischen Therapeuten ersetzt.
Falls Sie mit den hier beschriebenen Übungen und Testmethoden nicht alleine zurecht kommen oder sich die Lernprobleme Ihres Kindes nicht verbessern, empfiehlt es sich, einen kinesiologischen Lernberater aufzusuchen (Adressen, die weiterhelfen, Seite 93). Dem professionellen Berater stehen neben den im Buch vorgestellten Übungen und Verfahren weitere Test- und Trainingsmethoden zur Verfügung, die eine differenzierte Diagnose und somit die Erstellung eines gezielten Übungsprogramms ermöglichen. Eine kinesiologische Lernberatung unterstützt darüber hinaus sehr häufig fachärztliche Maßnahmen.

Ein Wort zuvor

Konzentrationsprobleme, Aggressivität, Lese-, Schreib- und Rechenschwächen gehören zum schulischen Alltag. Viele Schulkinder sind unruhig, ängstlich, leiden unter gesundheitlichen Beschwerden und Allergien. Immer mehr Kinder fallen durch Lern- und Verhaltensstörungen auf. Bereits bis zu 40 Prozent der Grundschüler sind heute von solchen Problemen betroffen.

Schulprobleme und Verhaltensauffälligkeiten nehmen zu

Erklärungsversuche dafür gibt es viele. Häufig laufen sie auf Schuldzuweisungen wie »Er paßt nie auf, ist eben faul, ein schlechter Rechner, das Kind einer alleinerziehenden Mutter« und ähnliches mehr hinaus. Die Pädagogische Kinesiologie – eine ganzheitliche Selbsthilfemethode für Kinder und Erwachsene – begnügt sich nicht mit der fragwürdigen Suche nach Ursachen für die Misere, sondern bietet sich Ihnen und Ihrem Kind als praktische Hilfe an. Schulprobleme werden vorwiegend als streßbedingte geistige Blockaden und nicht als Folge von negativen Eigenschaften von Kindern oder Eltern verstanden.

Die ideale Selbsthilfe für zu Hause

Mit Hilfe der Pädagogischen Kinesiologie können Sie streßbedingte Lernblockaden erkennen und auflösen und damit Lernen wieder möglich machen. Die einfachen und unterhaltsamen Übungen führen schnell zu Lernfortschritten. Zum anderen hilft sie Ihnen, Ihr Kind aus einem neuen Blickwinkel zu sehen. Sie bekommen ein umfassendes Bild seiner individuellen Fähigkeiten und Neigungen, wie es Ihnen Schulnoten allein nicht vermitteln können. Dadurch fällt es Ihnen leichter, Ihr Kind bei der Entwicklung seines geistigen Potentials wirksam zu unterstützen.

Unser Ratgeber wendet sich aber nicht nur an Kinder. Wir möchten auch alle Erwachsenen ansprechen, die ihr Leben als ständigen geistigen Entwicklungs- und Wachstumsprozeß sehen. Nach dem Motto »Man lernt nie aus« können die Übungen der Pädagogischen Kinesiologie auch uns Erwachsenen helfen, geistige Blockaden zu überwinden.

Ludwig Koneberg
Gabriele Förder

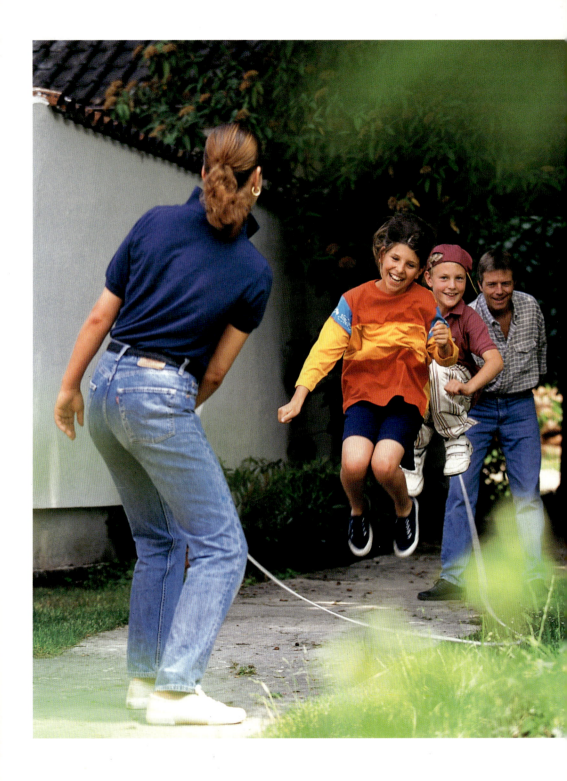

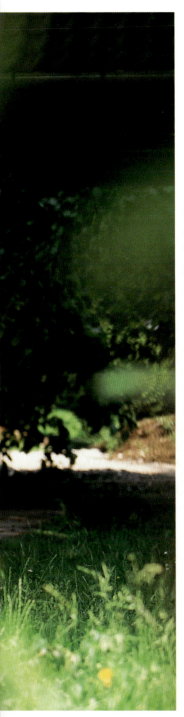

Lernen möglich machen

Lernen ist natürlich. Beobachten wir nur kleine Kinder, wie eifrig sie die Welt um sich herum erforschen. Dadurch lernen sie nicht nur ihre Umwelt kennen, sondern üben auch wichtige Bewegungsabläufe ein und fördern ihr Denkvermögen. Doch negative äußere Einflüsse, die wir selten ausschalten können, können auch dazu beitragen, daß Kinder das Lernen ver-lernen. Die Kinesiologie für Kinder kann unsere Lebensbedingungen nicht ändern, den Kindern aber helfen, besser mit ihnen fertigzuwerden. Damit Lernen wieder möglich wird!

Was ist Pädagogische Kinesiologie?

Lernen aus einer neuen Perspektive

Die »Kinesiologie für Kinder« basiert auf dem Ansatz der Pädagogischen Kinesiologie und zeigt das Lernen aus einer neuen, Körper und Geist als Einheit erfassenden Perspektive. Das Hauptaugenmerk liegt dabei auf der Erforschung der Kommunikation zwischen Körper und Gehirn und dessen Arbeitsweise.

Die »Kinesiologie für Kinder« ist ein hilfreicher Begleiter für Eltern und Kinder. Sie liefert ausgewählte Übungen, mit denen Eltern ihre Kinder beim Lernen unterstützen können, mit denen Kinder spielerisch lernen, Streß abzubauen und so den Anforderungen in der Schule besser gewachsen zu sein.

Die Ursprünge

Das Konzept der Pädagogischen Kinesiologie gründet sich auf die mehr als 20jährige Erfahrung des amerikanischen Pädagogen Dr. Paul Dennison. Bei seiner Arbeit mit verhaltensauffälligen Kindern und Erwachsenen mit Lernproblemen entwickelte er unter dem Namen »Brain Gym« – Gymnastik fürs Gehirn – eine Vielzahl von Übungen, die helfen, die Lernfähigkeit und damit die Lebensqualität zu verbessern. Er entdeckte, daß gerade in Streßsituationen unsere Denkfähigkeit teilweise blockiert ist. Derartige energetische Beeinträchtigungen unseres Gehirns werden als Lernblockaden bezeichnet. Der Ansatz Dennisons entwickelte sich unter dem Namen »Edu-Kinestetik« (vom lateinischen »educare« = herausholen, erziehen) laufend weiter.

Dennisons »Brain Gym« als eine Grundlage ...

Wissenschaftliche Grundlage

Die Pädagogische Kinesiologie geht noch einen Schritt weiter. Sie vereint die Edu-Kinestetik mit Erkenntnissen aus der Gehirnforschung, des Neurolinguistischen Programmierens (Seite 58) sowie Teilen moderner Kommunikationstheorien (zum Beispiel von Paul Watzlawick, Seite 92).

Die Pädagogische Kinesiologie wiederum ist ein Spezialgebiet der Angewandten Kinesiologie. Kinesiologie – abgeleitet vom griechi-

Kinesiologie schen Wortstamm »kin« (= die Bewegung) – ist die Lehre von der Bewegung oder Bewegungsempfindung. Bewegung beeinflußt nicht nur unser körperliches und seelisches Wohlbefinden, sondern wirkt sich auch auf unsere Fähigkeit zu denken positiv aus. Diese Erkenntnis macht sich die Pädagogische Kinesiologie zunutze. Sie entwickelte auf diesem Hintergrund einfache psychomotorische Übungen. Kinesiologisch ausgebildete Fachkräfte, zum Beispiel Lernberater, wenden die Verfahren der Pädagogischen Kinesiologie bei ihrer Arbeit mit lernblockierten Kindern und Erwachsenen an und setzen unter anderem Bewegungsübungen zur Lösung individueller Lernprobleme ein.

Die Übungen der Pädagogischen Kinesiologie eignen sich sehr gut zur Selbsthilfe für zu Hause, da sie spielerisch angelegt sind. Einige von Dennisons Übungen lernen Sie im folgenden kennen.

Die Pädagogische Kinesiologie ist aber nicht nur ein praktisches Anwendungsverfahren. Modellhaft wird erklärt, wie Gehirnfunktionen und Lernprozesse zusammenhängen und welche Sprache unser Körper spricht. Mit Hilfe dieses Wissens bekommen Sie ein Gespür dafür, Lernblockaden bei Ihrem Kind gezielt zu erkennen und aufzulösen. Gehen Sie deshalb bitte nicht gleich zum Übungsteil über, sondern nehmen Sie sich etwas Zeit, sich mit den Grundlagen der Pädagogischen Kinesiologie vertraut zu machen.

Auch wichtig: die Theorie

Angewandte Kinesiologie als Basis

Die Angewandte Kinesiologie wurde Anfang der 60er Jahre als ganzheitliche Heilmethode für Körper, Geist und Seele von dem amerikanischen Chiropraktiker Dr. George Goodheart entwickelt. Heute verbindet sie neueste wissenschaftliche Erkenntnisse, etwa aus der Gehirnforschung, mit Elementen der traditionellen natürlichen Heilverfahren. So wurde in der Kinesiologie die in vielen Kulturen vorhandene Sichtweise von der Ganzheitlichkeit des Menschen übernommen, in der Körper und Geist als Einheit betrachtet werden. Gesundheit ist demnach ein seelisch-körperlicher Gleichgewichtszustand.

Ganzheitliche Heilmethode

Ein weiterer grundlegender Baustein der Kinesiologie ist das uralte Wissen um die Kräfte der Lebensenergie. Sie ist der Motor, der uns

Was ist Pädagogische Kinesiologie?

Meridiane – Leitbahnen unserer Lebensenergie.

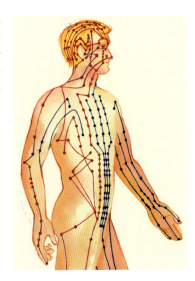

am Leben erhält. Ist der Fluß der Lebensenergie in den Energieleitbahnen, den Meridianen, unterbrochen, spricht man von einer Energieblockade. Diese Blockaden werden heute als neurologische Verschaltungen bezeichnet. Das bedeutet, daß bei der Informationsverarbeitung in unserem Gehirn Kombinationen auftreten, die weniger geeignet sind als andere. Das wichtigste Diagnoseinstrument der kinesiologischen Praxis ist der Muskeltest. Goodheart entdeckte, daß die Muskeln über die Energieleitbahnen, die Meridiane, mit den Organen energetisch in Verbindung stehen. Folglich weisen bestimmte Muskelreaktionen auf Energieblockaden in den Meridianen hin. Vorhandene Unausgewogenheiten können durch Massage gewisser Akupunktur- und Reflexpunkte, die auf den Meridianen liegen, sowie durch Bewegungsübungen behoben werden.

Energieblockaden

Was ist ein kinesiologischer Muskeltest?

Der Muskeltest ist ein kinesiologisches Testverfahren. Ziel ist es, durch dabei festgestellte Unausgewogenheiten im muskulären System Hinweise auf Energieblockaden zu bekommen, da die Muskelreaktion etwas über den momentanen Zustand des Getesteten aussagt: Ist er im Gleichgewicht oder blockiert ein Stressor (etwa ein negatives Erlebnis) seine Lebensenergie? Der Muskeltest spiegelt aber nicht die physische Kraft der Testperson wider, sondern zeigt, wieviel Energie den getesteten Muskeln in der momentanen Situation zur Verfügung steht. Das Wesentliche dabei ist, ob der Muskel sofort oder erst verzögert »sperrt«, das heißt reagiert. Ein »schwacher« Testmuskel deutet auf eine Energieblockade hin.

Wichtigstes kinesiologisches Diagnoseinstrument

Angewandte Kinesiologie als Basis

Die gleichen Zusammenhänge konnte Paul Dennison bei seiner Arbeit mit Kindern beobachten. Er stellte fest, daß Konzentrations- und Lernprobleme vor allem dann auftraten, wenn die Energiebalance im Körper gestört war. Die Ursachen dieser Lernblockaden waren also auf energetischer Ebene zu suchen und aufzulösen. Die Methoden der Kinesiologie finden immer mehr Beachtung. So werden sie als ergänzendes Diagnose- und Behandlungsinstrument im Bereich der Heilberufe von Ärzten, Physiotherapeuten und Heilpraktikern sowie im pädagogischen Bereich von Lernberatern und Praktischen Supervisoren angewendet. Die Kinesiologie hat sich aber auch als natürliche, ganzheitliche Selbsthilfemethode bei streßbedingten Alltagsbeschwerden etabliert.

Bewährt in Therapie und Pädagogik

Streß blockiert Lebensenergie

Wollen wir unsere Überlastung durch die täglichen Anforderungen ausdrücken, ist Streß der meistgebrauchte Begriff. Wir fühlen uns gestreßt, und unseren Kindern geht es nicht besser: Schulstreß, Lernstreß, Umweltstreß, Streß mit Freunden. Im Sprachgebrauch ist Streß negativ besetzt, da er mit Überlastung gleichgesetzt wird.

Was ist Streß eigentlich?

Der Streßforscher Hans Selye (1907 bis 1982) beschrieb Streß als Alarmreaktion unseres Organismus auf Belastungen, die über das normale Maß hinausgehen. Diese Reaktion läuft automatisch ab. An den Stressor Hitze beispielsweise passen wir uns mit Schwitzen an, der Stressor Kälte läßt uns zittern. Um sein Gleichgewicht (im Beispiel die konstante Körpertemperatur von etwa 37°) aufrecht zu erhalten, muß sich unser Organismus auf die veränderten Umstände einstellen. Streß ist also nicht durchweg schlecht, sondern in gewissem Maße sogar lebensnotwendig.

Alarmreaktionen auf Belastungen

In der Kinesiologie spielt der Begriff Streß eine zentrale Rolle, da durch jede Art von Streß unser Gleichgewicht gestört wird. Die Kinesiologie geht davon aus, daß körperlicher oder seelischer Streß Energieblockaden auslösen kann. Körperlicher Streß entsteht zum Beispiel, wenn Sie zuviel gegessen haben, da Sie dann Ihren Stoffwechsel überlasten. Seelischer oder emotionaler Streß können der Ärger im Büro oder ein Streit in der Familie sein. Beides sind Beispiele für negativen Streß. Er steht in der Kinesiologie im Mittelpunkt des Interesses, weil er im Unterschied zum positiven Streß (zum Beispiel die Geburt eines Kindes oder ein Karrieresprung) in der Regel von unangenehmen Gefühlen wie Angst, Ärger, Neid, Eifersucht oder Niedergeschlagenheit begleitet wird. Und eben diese negativen Stressoren schwächen unsere Lebensenergie. Unser Organismus kommt aus dem Gleichgewicht, wir werden anfälliger für Krankheiten. Allerdings reicht die Streß-Definition der Pädagogischen Kinesiologie über den klassischen Streßbegriff, daß ein äußerer Stressor zu einer Blockade führt, hinaus. In der Kinesiologie geht man davon aus, daß jede Blockade des Informationsflusses Streß für den Organismus bedeutet, da wir dadurch nicht auf unsere kompletten Ressourcen zurückgreifen können. Verhaltensmuster, die aus einer Streßerfahrung entstehen, können in ähnlichen Situationen zur gleichen, diesmal aber ungeeigneten Reaktion führen: Ein Schüler verspricht sich ständig bei einem kleinen Vortrag vor der Klasse. Er wird von seinen Mitschülern gehänselt und behält deshalb auch als Erwachsener die Einstellung: »Ich kann nicht vor einer Gruppe sprechen«. Dabei greift er unbewußt auf die Erfahrung zurück, die er als Kind machen mußte.

Jeder Mensch reagiert jedoch anders: Was den »schlechten« Rechner aus dem Konzept bringt, nämlich die Tatsache, daß er vor der Klasse an die Tafel geholt wird, ist für einen guten Rechner gerade der »Kick«, den er braucht, um eine knifflige Aufgabe zu lösen.

Negativer Streß

Streß blockiert Denken

In der Pädagogischen Kinesiologie interessiert vor allem, welche Reaktionen negativer Streß im Gehirn auslöst. Stellen Sie sich vor: Sie müssen vor vielen Zuhörern einen Vortrag halten und verlieren mitten im Satz den Faden. Natürlich ist, was Sie gerade sagen wollten, noch immer in Ihrem Kopf als Wissen gespeichert, aber Sie können es im Moment nicht abrufen – Sie sind geistig blockiert und können keinen klaren Gedanken mehr fassen. Am liebsten würden Sie davonlaufen oder sich verstecken. Derartige Energieblockaden auf der geistigen Ebene sind jedem als sprichwörtliches »Brett vor dem Kopf« bekannt.

Das berühmte »Brett vor dem Kopf«

Angewandte Kinesiologie als Basis

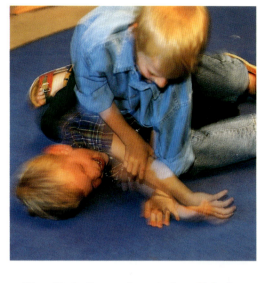

Lernblockaden

Wie das Beispiel zeigt, kann Streß bestimmte geistige Fähigkeiten blockieren. Und gerade beim Lernen ist diese automatisch ablaufende Reaktion unseres Gehirns ein Hindernis. Die Pädagogische Kinesiologie spricht in diesem Falle von Lernblockaden.

Kämpfen oder Fliehen

Doch wie kommt es zu einem »Kurzschluß« in unserem Gehirn? In Streßsituationen laufen innerhalb kürzester Zeit körperliche und geistige Prozesse ab, auf die wir keinen Einfluß haben. Diese Verhaltensweisen sind Teil unseres genetischen Erbes. Wenn unsere Urahnen auf der Jagd einem wilden Tier gegenüberstanden, durften sie nicht lange überlegen. Sie mußten handeln – flüchten oder kämpfen –, um ihr Leben zu retten. Unser Gehirn bedient sich in Streßsituationen, die ihm lebensbedrohlich erscheinen, automatisch dieses alten Überlebensinstinkts. Wir haben keine andere Wahl als Davonlaufen oder Kampf. Dabei werden ungeheure Kräfte in den Körperteilen mobilisiert, die wir für unsere Verteidigung oder unsere Flucht brauchen: in den Muskeln. Wir sind plötzlich zu körperlichen Höchstleistungen fähig.

Genetisches Erbe: der Überlebensinstinkt

Beim Ausleben von Aggressionen sind auch Kinder zu Höchstleistungen fähig.

Notstand im Gehirn

Welche Vorgänge laufen bei derartigen Alarmsituationen in unserem Gehirn ab? Unter Streß konzentriert sich die Energie im hinteren Bereich des Stammhirns, der »Allgemeinen Integrations-Zone AIZ«. In diesem Teil unseres Gehirns sind unter anderem unsere natürlichen Reflexe gespeichert. Die AIZ übernimmt im Streßfall die Regie im Gehirn, unser Vorderhirn (Zone für bewußtes, assoziatives Denken) wird blockiert.

Was ist Pädagogische Kinesiologie?

Die geistige Blockade

Zu geistigen Blockaden kommt es häufig, wenn wir uns unter Druck gesetzt fühlen. Eine geistige Blockade oder Lernstörung ist also in den allermeisten Fällen kein medizinisches Problem, sondern ein energetisches. Wir können es uns modellhaft so vorstellen: Die Leitungen (Nervenbahnen) sind vorhanden, aber die Information bleibt irgendwo auf der Strecke, ist blockiert. Bei Kindern äußert sich das »Brett vor dem Kopf« häufig als Wahrnehmungsstörung: Sie verstehen Anweisungen des Lehrers nicht richtig, schreiben falsch ab oder lesen etwas anderes als da steht. Auch Verhaltensweisen, die sich in Streßsituationen festsetzen – in der Pädagogischen Kinesiologie heißen sie ungeeignete Lernstrategien – können geistige Blockaden, sprich Lernblockaden auslösen.

Durch Wahrnehmungsstörungen und ungeeignete Lernstrategien

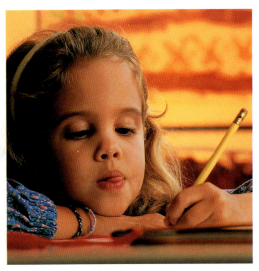

Ein Beispiel: Peter hat Schwierigkeiten beim Schreiben. Er kann den Stift nicht locker halten, drückt zu fest auf und schreibt stockend. Seine Eltern fordern Peter auf, »schöner«, »deutlicher« oder »schneller« zu schreiben. Er verkrampft sich und drückt den Stift noch fester auf die Unterlage, wodurch sich das Schriftbild aber weiter verschlechtert. Mit der Zeit verfestigt sich diese »blockierte« Verhaltensweise. Das Gehirn hat gelernt, auf das »Streng dich mehr an« mit einer noch stärkeren Verkrampfung zu reagieren und diese Verkrampfung für die Lösung des Schreibproblems zu halten (Das Gehirn lernt nie aus, Seite 25). Es wird also immer dieselbe ungeeignete Lernstrategie abgerufen.

Wechselwirkung Körper/ Gehirn

Die Reaktionsweise des Gehirns auf negativen Streß zeigt sich unmittelbar in den Bewegungen und in der Körperhaltung – wir wirken ungelenk und verkrampft. Umgekehrt kann dieser Streß aber auch durch Bewegung abgebaut werden. Blockaden im Kopf lösen sich auf, und wir entspannen uns. Über Bewegung, also Arbeit mit dem eigenen Körper, kann also auch der Geist, das Denk- und Lernvermögen, positiv beeinflußt werden (Bewegungsübungen und ihre Wirkung, Seite 56).

■ Streßabbau ist das Hauptziel der Pädagogischen Kinesiologie, denn Streß beeinträchtigt unser Denken und damit unsere Lernfähigkeit. Er blockiert uns. Die besten Ideen oder Lösungen für Probleme kommen uns deshalb in der Regel, wenn wir locker und entspannt sind. Folglich versucht die Pädagogische Kinesiologie, diesen Zustand möglichst oft herbeizuführen. Wenn geistige Blockaden aufgelöst sind, wird Lernen möglich. Das gilt nicht nur für Kinder. Auch Erwachsene leiden unter Lernblockaden und sind oft felsenfest davon überzeugt, dies oder jenes nicht zu können. Doch negative Gedanken und Gefühle, so etwa ein geringes Selbstwertgefühl, gehören zu den stärksten Stressoren. Kinesiologisch ausgebildete Fachkräfte können in solchen Fällen weiterhelfen.

Hauptziel: Streßabbau

In der kinesiologischen Lernberatung

In der Einzelarbeit mit lernblockierten Kindern untersucht die kinesiologische Fachkraft, zum Beispiel der Lernberater, in welchem Zusammenhang eine Lernblockade steht. In Betracht kommen beispielsweise emotionale Belastungen oder ungeeignete Lernstrategien (Lernhemmende Faktoren, Seite 26). Mit dem Muskeltest lassen sich jene Faktoren ausfindig machen, die als Stressoren wirken. Ferner tastet sich der Lernberater durch genaue Beobachtung der Körpersprache des Kindes weiter an das eigentliche Lernproblem heran.

Zusammenhänge erkennen

Bitte beachten Sie

Die Anwendung des kinesiologischen Muskeltests bei lernblockierten Kindern erfordert langjährige Praxis. Er sollte deswegen einer kinesiologisch ausgebildeten Fachkraft überlassen bleiben. Wir verzichten daher darauf, diese Technik darzustellen. Um Ihrem Kind zu Hause bei seinen Lernproblemen zu helfen, machen Sie mit ihm zunächst die von uns vorgestellten Übungen. Falls Sie damit keinen Erfolg haben, suchen Sie bitte nach fachmännischer Hilfe (Adressen, die weiterhelfen, Seite 93).

Wann ist fachliche Hilfe notwendig?

Grundlagen der Pädagogischen Kinesiologie

Streß und Bewegung – entscheidend fürs Lernen

Lernen geschieht im Gehirn. Doch unsere Fähigkeit zu lernen wird maßgeblich von zwei Faktoren beeinflußt, von denen wir einen bereits kennengelernt haben: Es ist unsere Belastung durch negativen Streß. Streß blockiert das Denken und verhindert dadurch, daß wir uns auf neue Erfahrungen einlassen. Der zweite Faktor heißt Bewegung. Sich bewegen bedeutet, im Gehirn Wege zum Denken zu bahnen. Wenn wir geistig beweglich sind, können wir etwas bewegen. Doch wie arbeitet unser Gehirn? Die Pädagogische Kinesiologie beobachtet vor allem, welche Vorgänge beim Denken, also der Verarbeitung von Informationen, ablaufen. Betrachten wir unser Gehirn deshalb etwas genauer.

Das menschliche Gehirn

In der Größe mit einer Pampelmuse vergleichbar, hat das menschliche Gehirn ein Gewicht von etwa 1300 g. Gliedert man unser Gehirn nach seinen Funktionen, sieht man drei eigenständige Teile,

Entwicklung des menschlichen Gehirns.

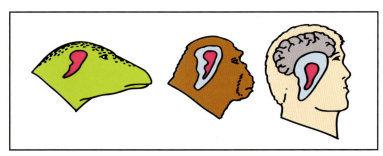

Das menschliche Gehirn besteht, funktional gesehen, aus drei eigenständigen Gehirnen, die entwicklungsgeschichtlich aufeinander folgen. Die jüngeren Partien haben jeweils die frühere Struktur überlagert. Reptilien (links) besitzen nur ein Stammhirn, während Säugetiere bereits Stamm- und Kleinhirn ausgebildet haben (Mitte). Der größte Schritt in der Entwicklung war die Herausbildung des Großhirns (rechts) beim Neandertaler.

Das menschliche Gehirn

das Stammhirn, das Kleinhirn und das Großhirn. Dieser Aufbau folgt einem evolutionsgeschichtlich bestimmten Muster.

Das Gehirn hat sich im Laufe der Menschheitsentwicklung stark spezialisiert. Neue Anforderungen ließen weitere Gehirnareale entstehen. Im Gehirn befinden sich die wichtigsten Schalt- und Steuerungszentren unseres Körpers, es ist Sitz des Bewußtseins und des Gedächtnisses. Das Gehirn dirigiert unseren Körper, bestimmt, wie wir uns bewegen, was wir denken oder fühlen – wer wir sind.

Schalt- und Steuerzentrale

Unser Denkapparat besteht stark vereinfacht im wesentlichen aus den folgenden Teilen: dem Hirnstamm, dem Kleinhirn, dem limbischen System mit Hypothalamus und Hypophyse und dem Großhirn mit der Großhirnrinde (Cortex cerebri).

Gehirnareale und ihre Funktionen

Vom Hirnstamm (Stammhirn) aus, dem ältesten Teil unseres Gehirns, werden lebenswichtige vegetative Funktionen wie Atmung und Pulsfrequenz gesteuert.

Stammhirn

Das Kleinhirn an der Rückseite des Hirnstamms hat viele Aufgaben. Es ist beispielsweise zuständig für die Koordination der Muskelbewegungen und unsere Körperhaltung. Man vermutet auch, daß im Kleinhirn die Erinnerung an einfache erlernte Reaktionen gespeichert wird. Das limbische System, eine Gruppe von Zellstrukturen zwischen Hirnstamm und Hirnrinde, ist ein weiteres Steuerungsorgan. Lebenswichtige Körperfunktionen und Gefühlsreaktionen wie zum Beispiel Essen und Schlafen oder das Sexualverhalten werden vom limbischen System aus gelenkt.

Kleinhirn

Limbisches System

Das größte Volumen im menschlichen Gehirn hat das Großhirn. Es besteht aus zwei Hälften (Hemisphären). Die linke Gehirnhälfte steuert die Funktionen der rechten Körperseite und die rechte Gehirnhälfte die der linken. Beide Großhirnhemisphären sind durch Assoziationsbahnen, einen Strang aus etwa 300 Millionen Nervenfasern, den Balken oder *Corpus callosum*, verbunden.

Großhirn und Hemisphären

Jede Gehirnhälfte umgibt eine etwa drei Millimeter dicke Schicht aus Nervenzellen, insgesamt etwa 100 Milliarden. Die Großhirnrinde ist das höchste Integrationsorgan des Zentralnervensystems und verleiht uns die typisch menschlichen Wesenszüge. Mit ihrer Hilfe können wir organisieren, erinnern, verstehen, kommunizieren und kreativ sein.

Corpus callosum

Grundlagen der Pädagogischen Kinesiologie

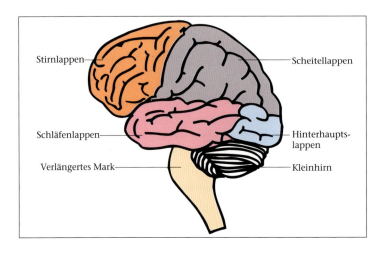

Die Großhirnrinde jeder Gehirnhemisphäre ist in vier Abschnitte, die sogenannnten Lappen, unterteilt. Der Stirnlappen ermöglicht uns zielgerichtetes Verhalten, Planen und Entscheiden. Der Scheitellappen repräsentiert den Körper im Gehirn, denn dort enden Sinnesempfindungen aus dem Körper (Tast-, Raum-, Geschmackssinn). Ein Teil des Hinterhauptlappens ist der Sitz des Sehsinns. Im Schläfenlappen sind mehrere wichtige Funktionen vereint wie zum Beispiel Hören, Bewußtwerden von Empfindungen und Gedächnis.

Aufgabenverteilung im Gehirn

Die vier Abschnitte der Großhirnrinde.

■ Der ältere, hintere Teil des Gehirns, also Hirnstamm und Kleinhirn, erfüllt vor allem die grundlegenden Lebensfunktionen. Von dort aus werden wir auch »regiert«, wenn eine Streßsituation uns zur Flucht- oder Kampfreaktion zwingt (Streß blockiert Denken, Seite 12). Im vorderen Gehirnbereich hingegen sitzen jüngere geistige Errungenschaften des Menschen: vernunftgesteuertes, überlegtes und auf ein Ziel gerichtetes Handeln wird hier möglich gemacht.

Analytisch oder ganzheitlich?

Linke und rechte Gehirnhälfte des Großhirns steuern die jeweils gegenüberliegende Körperhälfte. Darüber hinaus werden dort Eindrücke aus unserer Umwelt wahrgenommen und zu einem Ganzen zusammengesetzt. Dabei verarbeiten die Gehirnhälften die Informationen unterschiedlich:
Die linke Hemisphäre ist, vereinfacht dargestellt, bei etwa 95 % der Menschen verantwortlich für analytisches Denken, besonders für Sprache und Logik. Sie ordnet und sammelt Details, mit ihr verar-

Links die Logik

Das menschliche Gehirn

Welche Aufgaben von welcher Gehirnhälfte?

Linke Hemisphäre	Rechte Hemisphäre
logisch	gefühlsmäßig
abstrakt	konkret
rational	intuitiv
zeitlich	räumlich
objektiv	subjektiv
wissenschaftlich	künstlerisch
der Reihe nach – linear	der Gestalt nach – gleichzeitig
verbal	visuell-räumlich
analysierend	Zusammenhänge herstellend

beiten wir gegliederte und strukturierte Informationen. Sie wird aus diesem Grund auch analytische Gehirnhälfte genannt.

Rechts die Intuition
Die rechte Gehirnhälfte oder Gestalthirnhemisphäre dagegen wird benutzt, um Informationen als Ganzes und gleichzeitig verarbeiten zu können. Sie ermöglicht uns einen Gesamteindruck der Dinge um uns herum. Rechts sind aber auch das visuelle Gedächtnis, die Fähigkeit zur Orientierung im Raum, Kreativität, Gefühle und Körperbewußtsein beheimatet.

Über das Corpus callosum – den Balken – arbeiten die beiden Gehirnhälften bei der Wahrnehmung der Welt zusammen. Unter Streß klappt eben diese Zusammenarbeit der Hirnhemisphären nicht immer, die Folge sind Wahrnehmungsstörungen. Das bedeutet, daß wir Informationen nur unzureichend verarbeiten können. Jeder erinnert an sich an eine ähnliche Schulsituation: Der Lehrer fordert einen Schüler auf, einen Text laut vorzulesen. Das laute Lesen macht keine Probleme. Doch auf die anschließende Frage, was denn der Sinn des eben Gelesenen sei, weiß unser Vorleser keine Antwort. Wie ist dies zu erklären? In der Streßsituation (lautes Lesen vor der Klasse) war der Schüler nicht in der Lage, den Text zu verstehen. Für ihn bestand er nur aus einzelnen Wörtern ohne Zusammenhang und Bedeutung. Die Verbindung beider Gehirnhälften war also während des Lesens blockiert – der Schüler hat den Text vor allem mit der rechten Gehirnhälfte »gelesen« und dabei sein geistiges Potential nicht voll ausgeschöpft (Seite 38).

Streß beeinträchtigt die Zusammenarbeit der Gehirnhälften

Grundlagen der Pädagogischen Kinesiologie

Schule fordert analytisches Denken

Die Art der Wahrnehmung – analytisch oder ganzheitlich – spielt auch bei der Lösung schulischer Aufgaben eine wichtige Rolle. Dafür werden vor allem die Fähigkeiten der linken oder analytischen Gehirnhälfte des Großhirns in Anspruch genommen, denn unsere Schulbücher, der Unterrichtsaufbau und die Lehrmethoden orientieren sich stark an der analytischen, logischen Denkstruktur. Dadurch sind jene Kinder benachteiligt, bei denen die rechte Gehirnhälfte, also die Gestalthirnhemisphäre, in der Wahrnehmung der Welt und damit auch des Lehrstoffes dominiert.

Vor allem Jungen müssen sich austoben.

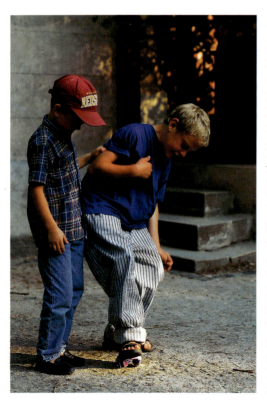

Mädchen im Vorteil

In der Grundschule schneiden Mädchen bei linkshemisphärischen Aufgaben wie Lesen, Schreiben oder Rechnen im Durchschnitt besser ab als ihre männlichen Altersgenossen. Das ist dadurch zu erklären, daß bei Jungen die Entwicklung der analytischen Fähigkeiten der linken Gehirnhälfte später einsetzt als bei Mädchen. Bei Jungen dominiert in den ersten Schuljahren die rechte Gehirnhälfte – sie bilden die Grobmotorik früher aus und wirken deshalb häufig ungelenk und tolpatschig. Dennison geht noch einen Schritt weiter, wenn er meint, daß Jungen eigentlich erst mit acht Jahren schulreif seien, da sie dann den Rückstand in der Entwicklung ihrer analytischen Gehirnhälfte aufgeholt hätten. Bei den Mädchen hingegen setzt die Entwicklung der linken Hemisphäre früher ein und ihre Feinmotorik ist besser ausgebildet. Das erleichtert Mäd-

Unterschiedliche Entwicklung des Gehirns

Das menschliche Gehirn

chen zum Beispiel das Schreiben. Doch sie sind auch sprachlich gewandter und reagieren mit ihrem Verhalten zielgerichteter auf die momentanen Anforderungen ihrer Umgebung.

Jungen fällt Stillsitzen schwerer

Jungen dagegen koordinieren die großen Muskeln besser und sprechen stärker auf Bewegung an, wodurch ihnen langes Stillsitzen besonders schwer fällt. In der Schule müssen sie diesen Bewegungsdrang unterdrücken. Die Folge ist aggressives Verhalten, mit dem sie ihre Emotionen nach dem Unterricht ausleben. Das heißt, daß bei ihnen die Affekte, also die Errungenschaften des Hirnstamms und Kleinhirns, überwiegen, was in ganz extremen Fällen sogar zu allergischen Reaktionen oder zu heftigen Gefühlsausbrüchen führen kann.

Dieser geschlechtsspezifische Unterschied wird durch die Lernberatungspraxis bestätigt: 70 bis 80 Prozent der Kinder, die dort betreut werden, sind Jungen.

Denken – mit links oder mit rechts?

Jeder Mensch hat unterschiedliche Erbanlagen und auch eine ganz bestimmte Art und Weise zu denken und bestimmte Aufgaben oder Probleme zu lösen.

Analytisch denkende Menschen »denken« vorwiegend mit der linken Gehirnhälfte. Sie neigen dazu, alles zu planen und dabei

---

Bitte beachten Sie

Wir sind alle in gewisser Weise in unserer Erkenntnisfähigkeit eingeschränkt, weil wir durch die Dominanz einer Gehirnhemisphäre spezielle Denkstrategien bevorzugen. Berücksichtigen Sie dies bitte, wenn Sie bestimmte Wertmaßstäbe ansetzen. Machen Sie sich die Kriterien für gesellschaftlichen Erfolg und Anerkennung auch in bezug auf Ihr Kind bewußt! Sicher werden Sie seine ganz individuellen Stärken erkennen und wertschätzen – auch ohne ein gesellschaftliches Prädikat »wertvoll«.

Zu lernen, das Kind mit seinen Fähigkeiten anzunehmen, ist Anliegen der Pädagogischen Kinesiologie und eine wichtige Voraussetzung für die Verbesserung seiner Lernfähigkeit.

Es gibt verschiedene Arten zu denken

jedes Detail zu berücksichtigen. Das hat seine Vorteile, birgt aber auch die Gefahr, daß der Blick fürs Ganze verloren geht. Diese Menschen gehen bei der Lösung von Aufgaben ähnlich wie ein Computer vor. Sie halten unbedingt an den Vorgaben fest und behindern ihr eigenes Vorhaben, indem sie sich auf Detaillösungen konzentrieren. Sie sind unflexibel und können sich nicht auf Überraschungen einstellen.

Wer bevorzugt mit »rechts« denkt, läßt seine Umwelt lieber als Ganzes auf sich wirken. Er handelt dann spontan nach seinem überlieferten Gesamteindruck und versucht erst gar nicht, das Problem logisch zu durchdenken. Bei einer komplexeren Aufgabe versinkt er daher leicht im Chaos.

Ideal: Ausgewogenheit beider Gehirnhälften

Beide Extreme sind selten. Doch wenn wir uns selbst beobachten, werden wir feststellen, daß bei fast jedem von uns eine der beiden Gehirnhälften dominiert. Ideal wäre es aber, wir könnten jederzeit auf die Fähigkeiten beider Gehirnhälften zurückgreifen. Dadurch wären wir in der Lage, über unser gesamtes geistiges Potential zu verfügen. Doch gerade in Streßsituationen verfallen wir in das eine oder andere Extrem. Überwiegt die linke Hemisphäre, verarbeiten wir Informationen linear, das heißt gegliedert und strukturiert. Dabei geht uns aber leicht der Überblick verloren. Beherrscht uns andererseits die rechte Gehirnhälfte, sehen wir zwar ein Ganzes, sind aber mit Einzelheiten überfordert. Ein Ziel der Pädagogischen Kinesiologie ist es daher, das Gleichgewicht zwischen linker und rechter Seite im Denken wiederherzustellen und auch in Streßsituationen zu ermöglichen.

Sich bewegen heißt lernen, von Anfang an.

Bewegung – Tor zum Lernen

Bewegung und Lernen gehören zusammen – so könnte man eine von Paul Dennisons Hauptthesen zusammenfassen. Über Bewegung lernen Babys die Welt kennen. So dient das Mobile über dem Kinderbettchen nicht nur

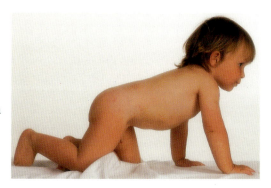

Bewegung – Tor zum Lernen

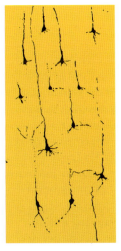 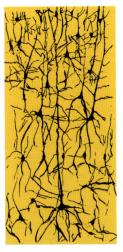 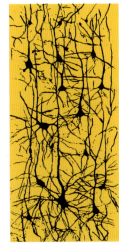

Schnitt durch eine Partie der menschlichen Großhirnrinde (nach Correl).

Zum Zeitpunkt der Geburt   *Im Alter von drei Monaten*   *Im Alter von drei Jahren*

der Unterhaltung: Wenn das Baby den Bewegungen mit den Augen folgt, wird gleichzeitig die neurologische Entwicklung des Gehirns angeregt. Bis zur Geburt sind alle Nervenzellen ausgebildet, es kommen keine neuen mehr hinzu. Was sich aber weiterentwickelt und auch positiv beeinflußt werden kann, sind die Verbindungsstellen zwischen den einzelnen Nervenbahnen, die Synapsen. Wenn das Kind also nach seinem Kuscheltier greift, im Zimmer umherkrabbelt oder Laute imitiert, lernt es. Denn durch diese Tätigkeiten entstehen die für das Denken notwendigen Nervenverbindungen, ohne die Informationen nicht verarbeitet und bei Bedarf abgerufen werden können.

Entwicklung der Nervenverbindungen

Die Wege zum Denken, also die Entwicklung der Nervenverbindungen, der Synapsen, werden vor allem innerhalb der ersten drei Lebensjahre durch Bewegung gebahnt. Sehen wir uns die Entwicklung in einem Querschnitt durch die Großhirnrinde an, erkennen wir, daß bereits in den ersten drei Monaten der Großteil der Verbindungen entsteht, die bis zum dritten Lebensjahr noch weiter ausgebaut werden.

Entscheidend: die ersten drei Lebensjahre

Kinder, die sich viel bewegen, betreiben eine natürliche Vorbeugung gegen Lernstörungen. Krabbeln, balancieren und auf einem Bein hüpfen sind Fertigkeiten, die sich die Kleinen im Vorschul-

Grundlagen der Pädagogischen Kinesiologie

alter normalerweise selbst aneignen. Sie kommen an keinem Mäuerchen oder Baumstamm vorbei, ohne hinaufzuklettern und zu balancieren.

Dementsprechend können Bewegungsdefizite im Kleinkindalter in späteren Jahren zu Lernproblemen führen. Übt ein Kind gewisse Bewegungsabläufe nicht ausreichend ein, besteht die Gefahr, daß sich die Nervenbahnen in seinem Gehirn nur mangelhaft vernetzen. Dadurch kann es zu wiederkehrenden, sich ähnelnden Problemen kommen. Ein Beispiel: Ein Kleinkind hatte wegen einer längeren Krankheit nicht genügend Zeit zum Krabbeln. Dadurch konnten Körper- und Augenbewegungen nicht genügend aufeinander abgestimmt werden. In seiner weiteren Entwicklung kommt das Kind immer wieder in einen grundlegenden Konflikt, wenn es rechts und links unterscheiden soll. Darüber hinaus hat es Probleme bei Bewegungen, die dem Überkreuzbewegungsmuster des Krabbelns ähneln, wie zum Beispiel dem Schwimmen.

Unterstützen Sie deshalb den natürlichen Bewegungsdrang Ihres Kindes, denn Sie fördern damit auch eine gesunde neurologische Entwicklung seines Gehirns.

Bewegungsdefizite können zu Lernproblemen führen

So unterstützen Sie die natürliche Bewegungsentwicklung Ihres Kindes:

Lassen Sie Ihrem Kind genügend Zeit, einzelne Bewegungen einzuüben. Führen Sie es also zum Beispiel nicht frühzeitig an beiden Händen herum, wenn es eigentlich noch krabbeln möchte. Benützen Sie aus demselben Grund bitte auch keine Gehhilfen. Lassen Sie sich von Freunden oder Verwandten nicht unter Druck setzen: Wenn Gleichaltrige bereits laufen, muß Ihr Kind das nicht ebenfalls tun. Vielleicht ist für Ihr Kind noch eine Zeitlang das selbständige Hochziehen wichtig. Geben Sie Ihrem Kind oft Gelegenheit zum Spielen im Freien: balancieren, hüpfen, schaukeln sind wichtig. Kinder machen dann automatisch die Bewegungen, die Sie zur »Reifung« ihres Gehirns brauchen.

Freiräume statt Gehhilfen

Das Gehirn lernt nie aus

Unser Gehirn entwickelt sich das ganze Leben hindurch weiter. Es entstehen immer wieder neue Vernetzungen und Schaltkreise zwischen den Nervenbahnen. Es ist erwiesen, daß Erfahrungen – bei Kindern sind sie häufig mit Bewegung gleichzusetzen – neue Synapsen entstehen lassen. Der Gehirnforscher Robert Ornstein: »Das Gehirn ist mit einem Muskel zu vergleichen: Es wächst als Reaktion auf bestimmte Erfahrungen – die Neuronen (Nervenzellen) selbst werden größer.« Auf dieser Erkenntnis beruht die »Gehirngymnastik« in der Pädagogischen Kinesiologie. Neue Bewegungen vermitteln dem Gehirn neue Erfahrungen: Es kann sich weiterentwickeln, die Lernfähigkeit verbessert sich.

Zu viel Fernsehen, Süßigkeiten und Bewegungsmangel belasten Kinder.

Das gestreßte Kind

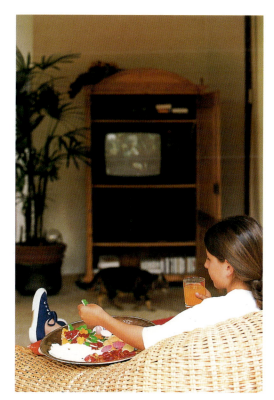

Streß gehört zum Leben. Sogar freudige Ereignisse, zum Beispiel Familienzuwachs, bedeuten Streß, der von unserem Körper eine Anpassung an die neue Situation verlangt.

Negative Stressoren

Leider nimmt die Zahl der negativen Stressoren – auch für Kinder – ständig zu. Medienvielfalt, wachsende Mobilität oder Straßenverkehr überschütten sie förmlich mit wechselnden Eindrücken. Sie haben weniger Zeit zum Spielen, werden in ihrer Freizeit – oft in bester Absicht – total verplant. Auch Spielzeug im Überfluß überfordert unsere Kinder, die kaum noch Gelegenheit haben, sich in Ruhe mit einer Sache zu beschäftigen.

Ursachen für Lernblockaden

Jeder reagiert in Streßsituationen und somit auf Anforderungen, welche der Alltag an ihn stellt, anders. Unsere Erfahrungen in der Lernberatungspraxis haben allerdings gezeigt, daß sich die Ursachen für die Blockaden häufig ähneln. Wir bezeichnen diese Stressoren im folgenden als lernhemmende Faktoren: Bedingungen, unter denen in der Schule gelernt wird, Verhaltensweisen verunsicherter Eltern, Bewegungsmangel, übermäßiger Medienkonsum, Ernährungsfehler, körperliche oder seelische Verletzungen, die das Kind erlitten hat, und nicht zuletzt die zunehmende Belastung der Umwelt mit Giftstoffen. Vielen Kindern wird's zuviel: Sie schalten immer öfter einfach ab.

Lernhemmende Faktoren

Bitte beachten Sie

Umgang mit Stressoren

Mit dieser Zusammenstellung möglicher lernhemmender Faktoren möchten wir Sie sensibler machen für die Belastungen, denen Kinder ausgesetzt sind. Diese Stressoren in Zukunft alle zu vermeiden, ist kaum möglich und würde für Sie und Ihr Kind nur noch mehr Streß bedeuten. Das Ziel der Pädagogischen Kinesiologie ist vielmehr, den Kindern zu helfen, die Streßeinflüsse in ihrem Leben besser verkraften zu können.

Nicht kindgerechte Schulbedingungen

Denken mit »links« wird belohnt

Der Lehrstoff, der an unseren Schulen unterrichtet wird, fordert hauptsächlich analytisches Denken (Schule erfordert analytisches Denken, Seite 20). Dadurch sind vor allem Kinder, die verstärkt die Fähigkeiten der linken Gehirnhälfte einsetzen, im Vorteil und werden mit guten Noten belohnt. Bei Kindern, die ihre Umwelt als Ganzes erfassen und lieber mit »rechts« denken, kann dies zu massiven Schulproblemen führen.

Leider findet man in unseren Schulen auch äußere Bedingungen vor, die den Bedürfnissen von Kindern nicht gerecht werden:

Lernhemmende Faktoren

- So beeinträchtigt langes Sitzen während des Unterrichts das natürliche Zusammenspiel von Rücken- und Beinmuskulatur. Die Muskeln verspannen sich, und der Energie-Informationsfluß zwischen Rückenmark und Gehirn wird im wahrsten Sinne des Wortes »abgeknickt«. Die Folge davon ist Streß für den Bewegungsapparat und dadurch für den gesamten Organismus. So erklärt sich auch folgendes alltägliches Bild: Sobald der Unterricht beendet ist, beginnen die Kinder zu toben oder zu schreien. Denn erst dann können sie die durch den Streß entstandenen Aggressionen ausleben.   **Langes Sitzen**

- In der Regel dürfen Kinder während des Unterrichts nichts trinken. Dabei wäre manchem Schüler mit einem Glas Wasser viel geholfen: Wasser ist nämlich ein hervorragender Leiter für elektrische Energie. Es ist Mittler für chemische und physikalische Prozesse in unserem Körper, mit Hilfe von Wasser findet der Stoffaustausch zwischen den Zellen statt. Sind wir also ausreichend mit Wasser versorgt, funktioniert die Kommunikation zwischen Gehirn und Körper besser. Der menschliche Körper besteht zu etwa 70 Prozent aus Wasser, das immer wieder nachgefüllt werden muß. Darüber hinaus verbrauchen wir in Streßsituationen mehr Wasser als im entspannten Zustand. Denn auf Streß reagiert unser Körper durch eine strikte Rationierung seiner Wasserreserven. Um diesen Alarmzustand in unserem Körper zu beheben, müssen zuerst wieder alle Organe ausreichend mit Wasser und den darin gelösten Wirkstoffen versorgt sein.   **Flüssigkeitsmangel**

- In vielen Klassen tauschen die Schüler in regelmäßigen Abständen ihre Plätze. Dies wirkt sich einerseits positiv auf die sozialen Kontakte der Schüler untereinander aus. Andererseits kann ein neuer Sitzplatz für lernblockierte Kinder verhängnisvoll sein, weil sie gezwungen sind, sich im Raum neu zu orientieren. So verändert sich zum Beispiel die Blickrichtung auf die Tafel. Für ein Kind, bei dem die rechte Gehirnhälfte dominiert, kann daraus Streß entstehen. Es braucht beim Lernen Sicherheit und Vertrautheit und hat deswegen Schwierigkeiten, sich auf eine neue Situation einzustellen.   **Wechselnde Sitzordnung**

- Unter dem Druck des Lehrplans kann manchem Lehrer die Sensibilität für die momentane Aufnahmefähigkeit der Schüler verloren gehen. Alle didaktischen Modelle fruchten wenig, wenn die Kinder unter Streß stehen und deswegen »abgeschaltet« haben. Die Signale, die der Lehrer sendet, können Kinder im blockierten Zustand nicht empfangen. Nicht weil sie nicht hören, sondern weil sie im Moment nicht in der Lage sind, das Gehörte zu verarbeiten.   **Großer Lerndruck**

Die Rolle der Eltern

Alle Eltern möchten das Beste für ihr Kind. In dem Bestreben, ihre Kinder so gut wie möglich zu fördern, orientieren sie sich an Werten, die von der Gesellschaft vorgegeben sind, ohne dabei die individuellen Fähigkeiten und Bedürfnisse ihres Kindes ausreichend zu berücksichtigen. Aus dem »Fördern« wird ein »Überfordern«.

Ein wichtiger Gradmesser dafür, welchen Platz ihre Kinder auf der gesellschaftlichen Erfolgs-Meßlatte einnehmen, sind für Eltern die Schulzensuren. Leider wird dabei manchmal übersehen, daß Kinder, die bei analytischen Aufgaben nicht so schnell sind wie ihre Altersgenossen, dafür andere, beispielsweise handwerkliche oder musische Begabungen haben. Nur können sie diese in der Schule kaum entfalten (Schule fordert analytisches Denken, Seite 20).

Fördern statt überfordern

Zeigen Sie Ihrem Kind, daß Sie es um seiner selbst willen lieben, auch wenn es schlechte Noten nach Hause bringt. Sonst besteht die Gefahr, daß es sich nicht nur als schlechter Schüler, sondern auch als unwerter Mensch fühlt – und negative Gefühle gehören bekanntlich zu den stärksten Stressoren.

Manchmal erscheint es Ihnen vielleicht notwendig, mehr Leistung von Ihrem Kind zu verlangen. Beachten Sie aber hierbei bitte immer folgendes: Verbessern sich die schulischen Leistungen durch verstärktes Üben nicht, liegt wahrscheinlich eine Lernblockade vor. Dann führt die Paukmethode auf keinen Fall zum Erfolg. Im Gegenteil – mehr Druck bedeutet für das Kind mehr Streß, sein Problem wird dadurch eher größer. Bei Lernschwierigkeiten beobachten Sie Ihr Kind, wie es sich bewegt, wie es zum Beispiel liest oder schreibt (Lernblockaden erkennen, Seite 33 bis 47). Sie lernen dabei Ihr Kind aus einem weiteren Blickwinkel kennen, der über die schulischen Bewertungen hinausgeht.

Zuviel Druck verstärkt die Blockade

Was Sie und Ihr Kind bei Lernproblemen tun können, erfahren Sie in den nächsten Kapiteln.

■ Verständlicherweise sind Sie irritiert, wenn es in der Schule Probleme gibt. Dazu kommen Schuldgefühle, denn in den meisten Fällen werden die Eltern, vor allem die Mütter, dafür verantwortlich gemacht, wenn ihr Kind nicht den erwarteten Erfolg bringt. Lassen Sie sich deswegen bitte kein schlechtes Gewissen machen, denn damit lösen Sie die Probleme Ihres Kindes in keinem Fall. Ihr

Lernhemmende Faktoren

Individuelle Fähigkeiten erkennen

Ziel sollte vielmehr sein, Ihrem Kind zu helfen, seine individuellen Fähigkeiten – und das gilt sowohl für die Freizeitaktivitäten als auch für die spätere Berufswahl – zu entwickeln. Denn alles, was wir gern tun, tun wir mit viel Spaß und ohne Streß – und damit mit unserem gesamten Können.

Die versteckte Gefahr von Bildschirmen

Abgesehen von den wenig kindgerechten Inhalten diverser Sendungen und Filme bergen Bildschirme von TV-Geräten oder Videospielen noch eine andere, versteckte Gefahr. Bildschirme fördern ein zweidimensionales, unnatürliches Sehen. Unsere Augen gleiten beim Fernsehen immer über eine flache Oberfläche, der die dritte Dimension, die Tiefe fehlt. Im Vorschulalter und auch noch in der Grundschule kann allzu häufiges Fernsehen die Entwicklung des räumlichen Denkens und der Vorstellungsfähigkeit beeinträchtigen. Dies wird durch den daraus resultierenden Bewegungsmangel noch verstärkt. Um sich gesund zu entwickeln, müssen Kinder toben, spielen und ihre Bewegungsmöglichkeiten ausprobieren. Tatsächlich stellen Sportlehrer fest, daß immer mehr Kinder in ihrer Bewegungsfähigkeit stark eingeschränkt sind. Aber wer als Kind Beine, Füße und Arme nicht koordinieren kann, wird sich auch mit Lesen, Rechnen und Schreiben schwertun, da die geistige Entwicklung auf der körperlichen Ebene vorbereitet wird (Bewegung – Tor zum Lernen, Seite 22).

Beeinträchtigung der gesunden Entwicklung

Unverträglichkeitsreaktionen

Wie Sie Ihr Kind gesund ernähren und welche allergischen Reaktionen durch Umweltgifte hervorgerufen werden können, ist in zahlreichen Büchern nachzulesen (Bücher, die weiterhelfen, Seite 92). Wir möchten in diesem Zusammenhang lediglich auf einige wichtige Punkte aufmerksam machen, die in engem Zusammenhang mit dem Problem einer Lernblockade stehen. Vielleicht haben Sie schon beobachtet, daß Ihr Kind gerade nach dem Genuß bestimmter Nahrungsmittel besonders zappelig, unkonzentriert oder schwierig ist? Tatsächlich können manche Lebensmittel oder Stoffe in der Nahrung als Stressoren wirken, die – individuell verschieden – zu Lernblockaden führen können.

Nahrung, die streßt

Grundlagen der Pädagogischen Kinesiologie

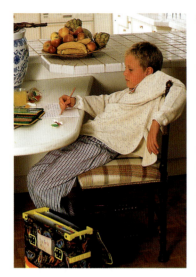

- Kinder naschen gern Zuckersachen. Das ist nicht tragisch, wenn sie ihre Zähne hinterher gründlich putzen und die Süßigkeiten kontrolliert, und zwar vorwiegend nachmittags nach den Hausaufgaben genossen werden. Und das aus folgendem Grund: Zucker wirkt wie ein Aufputschmittel, das Lust auf Bewegung macht. Im Unterricht oder während der Hausaufgaben sollte das Kind aber stillsitzen. In dieser Zwickmühle verhält es sich dann häufig aggressiv. Betrachten wir diese Handlungsweise vor dem Hintergrund unserer Gehirnfunktionen: In der Streßsituation (sie möchten laufen, müssen aber sitzen bleiben) reagieren die Kinder automatisch nach dem Flucht-Kampf-Schema. Die Energie, die sie eigentlich zum Lernen einsetzen sollten, konzentriert sich im Stammhirn, die Fähigkeit zu lernen ist blockiert. Sie sollten Ihrem Kind also auf keinen Fall Süßigkeiten als Pausensnack mitgeben. Lassen Sie Ihr Kind nach den Hausaufgaben naschen, wenn es danach zum Spielen rausgehen und nach Herzenslust toben kann. Süßigkeiten ganz vom Speiseplan zu streichen, ist keine Lösung, da das Kind auf diese Art keinen verantwortungsvollen und bewußten Umgang mit Genußmitteln lernen kann.

Aufputschmittel Zucker

- Die meisten Kinder lieben süße Limonaden und Süßigkeiten. Diese enthalten neben Zucker häufig verschiedene Lebensmittel-Zusatzstoffe, eine Kombination, die Lernblockaden auslösen kann. So können zum Beispiel Farbstoffzusätze die Wirkung von Zucker negativ verstärken.

Lebensmittel-Zusatzstoffe

Ähnliche Kombinationen finden sich in industriell zubereiteten Gerichten. Wenn es Ihre Zeit erlaubt, sollte Ihr Kind möglichst selten Fertigmahlzeiten essen.

- Unverträglichkeitsreaktionen werden ebenfalls durch bestimmte Umweltgifte wie zum Beispiel Ozon, Düngemittel, Autoabgase oder Schwermetalle hervorgerufen. Doch berücksichtigen Sie, daß Ihr Kind nicht unbedingt Haut-, Augen- oder Nasenreizungen zeigen muß. Emotionale Verstimmungen oder bestimmte Verhaltensweisen können ebenfalls darauf zurückzuführen sein.

Umweltgifte

Lernhemmende Faktoren

> **Bitte beachten Sie**
> Wenn Ihr Kind auf verschiedene Nahrungsmittel oder Umwelteinflüsse extrem reagiert, sollten Sie einen kinesiologisch ausgebildeten Facharzt (Adressen, die weiterhelfen, Seite 93) zu Rate ziehen. Mit dem Muskeltest (Seite 10) testet er die für Ihr Kind im Moment unverträglichen Stoffe aus.

Körperliche Schockerlebnisse

Unfälle Unfälle, bei denen sich ein Kind verletzt, zum Beispiel bei einem Sturz vom Fahrrad oder einem Hundebiß, können Auslöser für Lernblockaden sein, auch wenn der Vorfall schon Jahre zurück liegt. Die Erklärung dafür liegt im Erinnerungsvermögen unseres Gehirns (Streß blockiert Denken, Seite 12). Die durch den Streß des Unfalls entstandene Reaktionsweise kommt in gänzlich anderen Situationen, die das Kind ebenfalls als bedrohlich empfindet, automatisch wieder zum Vorschein. Ein Beispiel: Anna ist vom Fahrrad gefallen. In starken Streßsituationen, die für Anna Gefahr signalisieren, greift sie auf die beim Fahrradsturz erlernte Reaktionsweise zurück und will sich schützen. In diesem Zustand kann sie nicht lernen, sondern denkt unbewußt nur noch an ihr »Überleben«. **Selbstschutzreaktionen**

Emotionale Erschütterungen

Verletzungen des Selbstwertgefühls Auch seelische Verletzungen wirken lange nach. Fühlt sich ein Kind bloßgestellt, wurde es ausgelacht oder abgewertet, können auch diese Erlebnisse langfristig immer wieder Blockierungen auslösen. Ohne daß der eigentliche Grund bekannt ist, reagiert es unbewußt und automatisch mit dem Streßverhalten. So können unbedachte Worte manchmal eine verheerende Wirkung haben, denn Kinder übernehmen oft die Einschätzungen von Erwachsenen und passen ihr Verhalten entsprechend an. Ohne Hilfe finden sie aus diesem Teufelskreis nicht mehr heraus. Wir sollten unsere Rügen daher immer auf freundliche Art vermitteln und den Schwierigkeiten unserer Kinder mit Verständnis begegnen. In der Kinesiologie geht man davon aus, daß negativ besetzte Formulierungen wie »Ich kann nicht« oder »Das war schlecht« unsere Lebensenergie schwächen, da wir uns durch diesen negativen Stressor schlecht fühlen. **Schlechte Gefühle schwächen die Lebensenergie**

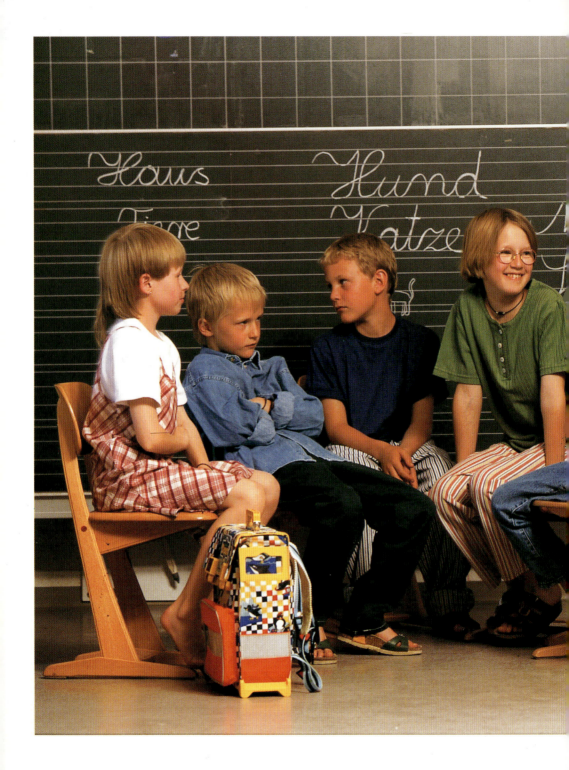

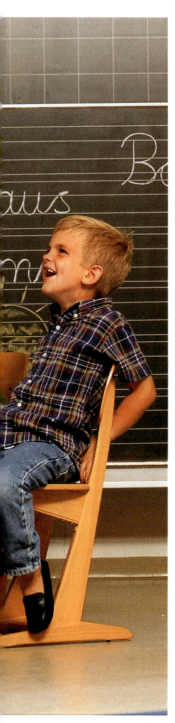

Lern-
blockaden
erkennen

**Leistungsdruck in der Schule, negative Umwelteinflüsse, Reizüberflutung und emotionale Probleme gehören heute zum Alltag unserer Kinder. Doch diese Stressoren gehen nicht spurlos an ihnen vorüber: Sie können Denken und Lernen blockieren.
Die Pädagogische Kinesiologie sieht in streßbedingten Lernblockaden die wesentliche Ursache vieler Schulprobleme und zeigt Ihnen, wie Sie solche geistigen Blockierungen bei Ihrem Kind erkennen können.**

Wie äußern sich Lernblockaden?

Lernblockaden können sich in unterschiedlichen Formen zeigen. Hat auch Ihr Kind Probleme beim Schreiben, Lesen oder Rechnen? Bereits Lernschwierigkeiten können ein konkreter Hinweis auf eine mögliche Blockierung sein. Schwieriger ist es, anhand von Bewegungs- und Verhaltensmustern oder der Körperhaltung zu erkennen, daß eine Lernblockade vorliegen könnte. Wie sich diese Merkmale im einzelnen darstellen, erfahren Sie auf den nächsten Seiten.

findet sich im Zahlenraum nicht zurecht. Er begreift nicht, was abziehen oder dazuzählen bedeutet. Sein Freund Florian dagegen kann sich die Zahlen nicht vorstellen und hat deshalb Probleme beim Kopfrechnen. Die kleine Anna kann sich von Wörtern im Kopf keine Vorstellung machen und macht deswegen immer wieder Rechtschreibfehler.
Hat auch Ihr Kind solche Schwierigkeiten? Beobachten Sie doch einmal genauer, wie es schreibt, liest oder rechnet. Vielleicht ist eine Lernblockade die Ursache seiner Probleme.

Geht es Ihrem Kind auch so?

Sichtbare Hinweise auf Lernblockaden

Probleme beim Lesen, Schreiben oder Rechnen

Lernblockaden können sich ganz eindeutig als Lese-, Schreib- oder Rechenstörungen zeigen. Eva beispielsweise liest, ohne den Sinn zu erfassen. Michael »erfindet« beim Lesen Wörter. Weil er ungenau liest, versteht er auch nie, was in einer Textaufgabe verlangt wird. Markus dagegen schreibt beinahe unleserlich, und Tobias

Versteckte Hinweise auf Lernblockaden

Lernblockaden können sich aber auch weniger konkret äußern. Vielleicht ist Ihr Kind im Unterricht oder bei den Hausaufgaben unaufmerksam, abwesend und träumt vor sich hin? Oder wird es von den Lehrern als vorlaut und aggressiv beschrieben? Auch hinter

Verhaltensweisen …

Versteckte Hinweise auf Lernblockaden

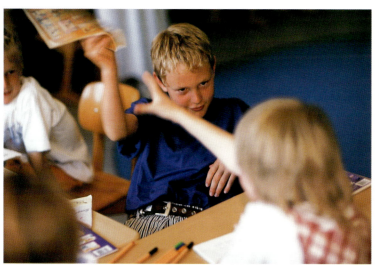

Hinter aggressivem Verhalten können sich Lernblockaden verstecken.

und körperliche Beschwerden bestimmten Verhaltensweisen können sich Lernblockaden verstecken. Haben Kinder riesige Angst vor Klassenarbeiten, antwortet ihr Körper beispielsweise mit Unwohlsein, Bauch- oder Kopfweh. Manche Kinder reagieren auf eine Schulsituation, die sie überfordert, mit Schwerfälligkeit, andere wiederum sind zappelig, schnell und ungenau.

Nur in bestimmten Situationen Wichtig ist die Feststellung der Eltern, daß ihre Kinder zu Hause diese Auffälligkeiten nicht zeigen, sondern sich völlig »normal« verhalten. Das kann ein Hinweis darauf sein, daß bestimmte Situationen, also zum Beispiel ein Unterrichtsfach, einer der Stressoren ist, der das Kind beim Lernen behindert und die Blockade immer wieder neu auslöst.
Ein »blockiertes« Kind können Sie aber auch daran erkennen, daß es bei der Lösung von schulischen Aufgaben entweder sehr langsam und verkrampft oder zu hastig und ungenau ans Werk geht.

Die Sprache der Bewegungen

Beobachten Sie Ihr Kind, wie es bestimmte Dinge tut und sich bewegt. Auch so erkennen Sie Blockaden. Achten Sie zum Beispiel darauf, ob es rückwärts eine Treppe hochgehen und ob es einen Ball fangen kann. Stellt es sich sehr ungeschickt an, oder geht es diesen Heraus-

Beobachten Sie Ihr Kind genau

Wie äußern sich Lernblockaden?

forderungen aus dem Weg? Dann haben Sie möglicherweise einen Hinweis darauf, daß in bestimmten Situationen Blockaden ausgelöst werden.

▶ Wenn Sie nach den Übungen auf den Testbögen (Testbögen aus der Lernberatungspraxis, Seite 51 bis 53) immer noch unsicher sind, ob eine Blockade an der Lernstörung Ihres Kindes schuld ist, sollten Sie die Hilfe eines kinesiologisch ausgebildeten Lernberaters in Anspruch nehmen (Adressen, die weiterhelfen, Seite 93).

Zeigt sich die Lernblockade in Form von körperlichem Unwohlsein oder organischen Störungen, verschaffen Sie sich bei einem Arzt Sicherheit, daß Ihr Kind gesund ist.

Alle im Buch genannten Übungen können Sie natürlich auch ergänzend zur ärztlichen Therapie einsetzen (Lernblockaden auflösen, Seite 55 bis 88).

Bei Unsicherheit fachlichen Rat holen

Wann liegt eine Blockade vor?

Wenn Pauken nicht hilft

Wie können Sie sicher sein, ob Ihr Kind tatsächlich an einer Lernblockade leidet, oder ob es vielleicht etwas nicht begriffen hat? Eine Blockade können Sie daran erkennen, daß sich das Lernproblem Ihres Kindes langfristig nicht lösen läßt, obwohl Sie mit ihm den Stoff wiederholen, mit ihm Schreiben, Lesen oder Rechnen üben. Echte, durch Streß ausgelöste Lernblockaden lassen sich durch Drill und Training nicht auflösen. Im Gegenteil! Je mehr Sie Ihr Kind anspornen, jetzt doch endlich »schön« zu schreiben, desto mehr Druck verspürt es und umso schwerer findet es aus seiner Blockierung heraus.

Drei Dimensionen des Denkens

Sie wissen, welche Ausprägungen und praktischen Auswirkungen eine Lernblockade für Ihr Kind haben kann. Was aber passiert dabei in einem Kinderhirn? Die Pädagogische Kinesiologie arbeitet modellhaft mit der Vorstellung, daß sich das Denken in den drei Dimensionen des Raumes bewegt. Demnach gibt es, wie bei unseren Körperbewegungen, auch im Kopf ein rechts-links, oben-unten und vorne-hinten. So wie die Bewegungsabläufe unseres Körpers in den drei Dimensionen des Raums stattfinden, läuft auch das Denken im Gehirn ab. Eine Blockade hat demnach zur Folge, daß wir im Kopf – mit den Gedanken – nicht frei beweglich sind. Genauso wie uns beispielsweise ein verstauchter Knöchel in unserer Beweglichkeit einschränkt, wirkt eine Lernblockade auf unsere Denkfähigkeit: Unser geistiges Potential steht uns im blockierten Zustand nicht vollständig zur Verfügung.

Denken ist mit Bewegung vergleichbar

■ Damit Lernen optimal möglich ist, müssen wir uns in allen drei Dimensionen frei bewegen können, das heißt die Verbindungen von einer Ebene zur anderen müssen funktionieren. Denkblockaden sind innerhalb einer Ebene möglich, aber auch zwischen den Ebenen kann die Zusammenarbeit blockiert sein. Egal, welche Blockierung vorliegt, die Lernfähigkeit ist in jedem Fall stark beeinträchtigt.

Wichtig: Verbindung der Dimensionen

Drei mögliche Blockaden

Je nachdem, welche Dimension oder geistige Bewegungsebene blockiert ist, sprechen wir von einer »Rechts-links-«, »Oben-unten-« oder »Vorne-hinten-Blockade«. Jede dieser drei Blockaden äußert sich in unterschiedlichen Lern- und Verhaltensweisen, an denen Sie sie leicht erkennen können.

Erkennbar an Lern- und Verhaltensweisen

Die Rechts-links-Blockade

Unsere beiden Gehirnhälften sind auf bestimmte Aufgaben spezialisiert (Gehirnareale und ihre Funktionen, Seite 17).

Die drei Dimensionen des Denkens

Denken in beide Richtungen

Dieses Rechts-links-Schema des Gehirns ist grundlegend für die Organisation unseres Organismus. Wir haben zwei Augen, zwei Ohren, zwei Arme und Beine, die jeweils von der gegenüberliegenden Gehirnhälfte gesteuert werden.
Die Denkvorgänge in unserem Kopf entsprechen den Bewegungsabläufen unseres Körpers. Wie wir beim Gehen die rechte und linke Körperhälfte im Gleichgewicht halten müssen, so müssen beim Lernen, also der Verarbeitung von Informationen, die rechte und linke Gehirnhälfte zusammenarbeiten. So wie wir mit einem Bein zwar hüpfen, aber nicht gehen können, können wir mit einer Gehirnhälfte zwar denken, aber niemals unser geistiges Potential voll ausschöpfen. Was über Augen und Ohren im Kopf ankommt, wird für uns erst durch die Zusammenarbeit der rechten und linken Gehirnhälfte sinnvoll und verständlich.

Beispiel Ein Kind setzt beim Lesen vorwiegend die rechte Gehirnhälfte, also die Gestalthirnhemisphäre ein. Da die analytischen Fähigkeiten der linken Gehirnhemisphäre nicht voll zum Einsatz kommen, liest es ungenau, statt »auf« vielleicht »aus« und so weiter. Das liegt

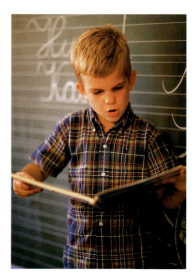

Beim Lesen müssen rechte und linke Gehirnhälfte zusammenarbeiten.

daran, daß die rechte Gehirnhälfte die Information mehr optisch als Ganzes aufnimmt. Sie vermittelt uns das Bild, aber nicht die Bedeutung des Wortes. Dafür ist bei Rechtshändern (Links- oder rechtshändig?, Seite 42) die linke Gehirnhälfte zuständig. Beim Lesen kommt es aber darauf an, daß wir sowohl die Buchstaben erkennen als auch das Wort als Ganzes aussprechen können und seine Bedeutung kennen. Dazu brauchen wir sowohl die rechte als auch linke Gehirnhälfte. Wenn deren Zusammenarbeit blockiert ist, kann das Kind die ihm gestellten Aufgaben also nur mit der Hälfte des Potentials, das ihm eigentlich zur Verfügung steht, lösen.

Drei mögliche Blockaden

PRAXIS 39

■ Etwa die Hälfte aller Lernstörungen geht auf eine Rechts-links-Blockierung zurück. Doch um leicht zu lernen, müssen die Funktionen der rechten und linken Gehirnhälfte aufeinander abgestimmt sein. Die linke oder analytische Hemisphäre erkennt die Details, die rechte Gehirnhälfte fügt aus den Teilen ein Ganzes. Doch unter einer mangelhaften Zusammenarbeit der beiden Gehirnhälften leiden nicht nur Kinder. Auch Erwachsene haben damit regelmäßig Probleme. Sie erinnern sich bestimmt an eine ähnliche Situation: Sie sitzen am Schreibtisch und suchen verkrampft nach einer Lösung für eine bestimmte Aufgabe. Sie gehen das Problem immer wieder in allen Einzelheiten durch, kommen aber zu keinem brauchbaren Ergebnis. In diesem Moment dominiert wahrscheinlich Ihre analytische Gehirnhälfte. Durch einen Telefonanruf sind Sie gezwungen aufzustehen und einige Schritte zu gehen. Nach dem Telefongespräch, das sich um ein ganz anderes Thema drehte, fällt Ihnen beim Zurückgehen an Ihren Arbeitsplatz plötzlich die Lösung Ihres Problems ein. Was ist passiert? Sie waren blockiert und haben diese Blockade allein durch Ihr Gehen, also durch Bewegung (!), wieder aufgelöst. Dadurch wurde es Ihrer rechten Gehirnhälfte möglich, sich an der Aufgabenlösung zu beteiligen.

Auch für Erwachsene ein Problem

Durch Bewegung die Gehirnhälften verbinden

Rechts-links-Blockaden erkennen

Bei Schulkindern äußern sich Blockierungen der Rechts-links-Dimension deutlich in Lese-, Schreib- und Rechenproblemen. Warum? Beim Lesen und Schreiben müssen wir sowohl im Kopf als auch auf dem Papier in der Lage sein, uns von links nach rechts oder umgekehrt zu bewegen. Ist Ihnen schon aufgefallen, daß auch das Bewegen im Zahlenraum nach diesem Prinzip funktioniert? Nach rechts »gehen« bedeutet dazuzählen, nach links abziehen.

● Rechts-links-Blockaden beeinträchtigen unsere Sinneswahrnehmungen. Ein Beispiel für eine Blockade in der Rechts-links-Dimension ist das »blockierte« Hören. Dieser Ausdruck der Pädagogischen Kinesiologie bedeutet jedoch nicht, daß wir in bestimmten Situationen nicht mehr hören können. Vielmehr sagt er aus, daß bei der Wahrnehmung und Verarbeitung von akustischen Lauten eine Gehirnhälfte dominiert. Um zu verstehen, was die Lehrkraft verlangt, muß das Gehörte

Lese-, Schreib- und Rechenprobleme

Blockiertes Hören

Die drei Dimensionen des Denkens

aber von beiden Gehirnhälften gleichzeitig verarbeitet werden. Bei rechtshändigen Menschen ist das rechte Ohr für die Details der Information zuständig, das linke für den Rhythmus und Klang des Gesagten. Rechts-links-blockierte Kinder konzentrieren sich entweder zu sehr auf die Einzelheiten oder verstehen nur die »Musik der Sprache« – je nachdem, welche Gehirnhälfte dominiert. Wenn das Kind nichts versteht, liegt es in die-sen Fällen nicht daran, daß es unaufmerksam ist oder – wie dann leicht unterstellt wird – nicht hören will.

● Eine Blockade in der Rechts-links-Dimension kann auch die Integration des Sehens beeinträchtigen. In diesem Fall fällt ein Auge bei der Verarbeitung von Information quasi aus, es wird einfach »abgeschaltet«. Medizinisch gesehen sieht das Kind zwar gut, es kann die ankommende Information aber nicht vollständig verarbeiten. Der kritische Punkt beim Schreiben ist dabei die Blattmitte, also der Übergang von rechts nach links. Um ihn zu umgehen, legen rechts-links-blockierte Kinder das Schreibheft nicht gerade vor sich hin, sondern verschieben es nach rechts oder links. Die Mitte ist also die Stelle, an der die mangelnde Koordination von rechts und links deutlich sichtbar wird. Das Kind hat Mühe, wenn es von einer auf die andere Gehirnhälfte – hier das andere Auge – umschalten muß.

Noch ein Beispiel für blockiertes Sehen: Anna macht immer wieder Abschreibfehler. Sie wird von der Lehrerin aufgefordert, sich die Wörter genau einzuprägen, bevor sie diese abschreibt. Obwohl sich Anna sehr bemüht und jeden einzelnen Buchstaben genau ansieht, hat sie beim Aufschreiben Teile des Wortes wieder vergessen. Der Grund ist Ihnen bereits bekannt: Unter Streß dominiert bei Anna die analytische Gehirnhälfte. Sie zerlegt das Wort in lauter Einzelbuchstaben und kann es daher nicht als Ganzes aufnehmen und zu Papier bringen. Bei ihrem Mitschüler Peter beherrscht dagegen die rechte Gehirnhälfte sein Denken. Er macht beim Abschreiben dem

Rechts-links blockierte Kinder verschieben beim Schreiben oft ihr Blatt.

Blockiertes Sehen

Eine Gehirnhälfte dominiert

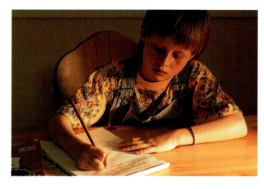

Drei mögliche Blockaden

entsprechend andere Fehler. Denn Peter kümmert sich nicht um die Bedeutung der Wörter, sondern malt sie einfach ab. Da er dabei leicht die Buchstaben verwechselt, ergeben seine Wörter und Sätze häufig keinen Sinn.

▶ Sehen Sie Anzeichen dafür, daß Ihr Kind tatsächlich schlecht hört oder sieht, gehen Sie mit ihm auf jeden Fall zum Arzt. Die hier erwähnten Störungen der Augen- und Ohrenkoordination sind dagegen keine medizinisch feststellbaren Symptome, sondern Wahrnehmungs- und Verarbeitungsprobleme unseres Gehirns. Diese energetischen Unausgewogenheiten können mit Hilfe der Pädagogischen Kinesiologie ausgeglichen werden (Übungen der Pädagogischen Kinesiologie, Seite 56 bis 88).

Ist Ihr Kind körperlich gesund?

Vielleicht äußern sich die Probleme Ihres Kindes nicht so eindeutig, Sie haben aber dennoch die Vermutung, daß eine Rechts-links-Blockade die Fähigkeiten Ihres Kindes beeinträchtigt. In der folgenden Aufstellung finden Sie weitere Hinweise, die auf eine gestörte Zusammenarbeit von rechter und linker Gehirnhälfte hinweisen können.

Weitere Hinweise auf eine Blockade

Die häufigsten Kennzeichen für eine Rechts-links-Blockade sind:

- Unsicherheit in der Unterscheidung von rechts und links
- ungeschickte Bewegungen
- schlechtes Schriftbild
- Schwierigkeiten beim Lesen und Rechnen
- falsches Abschreiben von der Tafel
- keine oder nicht die gewünschte Reaktion auf Aufforderungen

Eine Rechts-links-Blockade kann auch vorliegen, wenn Ihr Kind:

- Kreise oder Schleifen nicht von rechts nach links und von links nach rechts, sondern jeweils nur in eine Richtung malen kann (Testbogen 1 und 2, Seite 52).
- seine Augen nicht in beide Richtungen rollen kann, ohne daß sich der Kopf bewegt.
- die Augen nicht in der Waagerechten hin und her bewegen kann, ohne daß die Augen »springen«, das heißt ohne daß sie gleichmäßig von rechts nach links und umgekehrt wandern.
- keine Liegende Acht in die Luft, aufs Papier oder in den Sand malen kann (Testbogen 3, Seite 52).

Probleme mit einer Richtung

PRAXIS

Die drei Dimensionen des Denkens

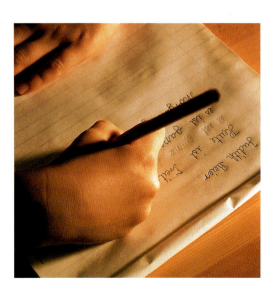

sich gegengleich. Dieses Bewegungsmuster erlernen Kinder bereits im Krabbelalter. Unter Streß und wenn wir uns sehr darauf konzentrieren, fällt uns dieser Bewegungsablauf schwerer.

● nach unten blickt, wenn es sich etwas vorstellt. Das deutet darauf hin, daß es Probleme beim Visualisieren hat, das heißt, daß es sich nur schwer ein Bild von etwas machen kann. Der Zugang zu seinem »inneren Sehen« ist blockiert. Daraus resultieren oft Schreib- und Rechenfehler.

Probleme, sich etwas vorzustellen

● die Buchstaben »d« und »b« oder »d« und »g«, »b« und »q« verwechselt.

● beim lauten Lesen nicht gleich das ganze Wort ausspricht. Mühsam setzt es die Buchstaben leise zusammen und spricht erst dann das Wort laut aus.

Buchstabieren

● beim Schreiben die Wörter immer zuerst leise vor sich hinsagt. Dies weist darauf hin, daß es Schwierigkeiten hat, sich die Wörter im Kopf, vor seinem »inneren Auge«, vorzustellen und sich deswegen auf sein Gehör konzentriert. Es schreibt dann, wie es spricht.

»Lautschrift«

Eingedrehte Handstellung beim Schreiben.

● seine Schreibhand stark nach innen eindreht.

● sich immer wieder schräg zum Blatt setzt. Dadurch vermeidet es die Mitte, also den Punkt, an dem das andere Auge – die andere Gehirnhälfte – die Informationsverarbeitung übernehmen müßte.

● beim lockeren Gehen Arme und Beine nicht gegengleich bewegt, also rechten Arm zusammen mit linkem Bein und linken Arm zusammen mit rechtem Bein, sondern rechten Arm und rechtes Bein oder linken Arm und linkes Bein gleichzeitig. Wenn wir entspannt gehen, arbeiten rechte und linke Gehirnhälfte normalerweise automatisch zusammen. Die Arme und Beine bewegen

Keine gegengleichen Bewegungen

PRAXIS

Drei mögliche Blockaden

Links- oder rechtshändig?

Wir leben in einer Welt von Rechtshändern. Das zeigt sich schon darin, daß viele Haushaltsgeräte – etwa Büchsenöffner oder Scheren – in den meisten Fällen nur von Rechtshändern zu bedienen sind. Auch in den Schulen wurde bis vor einigen Jahren erwartet, daß die Kinder mit der rechten Hand schreiben lernen. Wie vielen Kindern wurde dadurch Mühsal bereitet!

Die Frage der Händigkeit interessiert auch in der Pädagogischen Kinesiologie, da sie eng mit Lernblockaden in Verbindung stehen kann. Was heißt links- oder rechtshändig? Normalerweise schreiben Rechtshänder mit der rechten Hand, die von der linken Gehirnhälfte gesteuert wird. Bei Linkshändern ist es umgekehrt: Ihre Schreibhand, die linke nämlich, wird von der rechten Gehirnhälfte gesteuert. Dementsprechend sind auch die Wahrnehmungsfunktionen, die rechte und linke Gehirnhemisphäre übernehmen, beim Linkshänder im Vergleich zum Rechtshänder vertauscht. Echte Rechts- oder Linkshändigkeit bedeutet also immer, daß die Schreibhand von der analytischen Hälfte des Gehirns gesteuert wird – bei Rechtshändern ist dies die linke, bei Linkshändern eben die rechte.

Gemischte Händigkeit

Die Pädagogische Kinesiologie unterscheidet aber zusätzlich noch eine Gruppe von Menschen, die zwar mit der rechten oder linken Hand schreiben, aber von der Organisation ihres Gehirns her keine echten Rechts- oder Linkshänder sind. Diese Gruppe nennt sie »gemischte Links- oder Rechtshänder«. Bei gemischthändigen Menschen trifft die Regel, daß die aktive Schreibhand immer von der analytischen Gehirnhälfte gesteuert wird, nicht zu – sie wird vorwiegend von der ganzheitlichen Gehirnhälfte geführt. Dadurch besteht die Gefahr, daß die Schreibfähigkeit eingeschränkt ist und es Probleme beim exakten Schreiben gibt. Um die nicht konsequenten Abläufe in ihrem Gehirn auszugleichen, müssen sich gemischte Links- oder Rechtshänder beim Schreiben mehr anstrengen als konsequente. In der Lernberatungspraxis hat sich gezeigt, daß Menschen, die zu dieser Gruppe gehören, deshalb weit anfälliger für Lernprobleme sind.

Für das Gehirn der Linkshänder gilt: rechts die Logik, links die Intuition

Die Schreibhand wird von der »falschen« Gehirnhälfte gesteuert

Die drei Dimensionen des Denkens

■ Die Händigkeit prägt sich beim Menschen schon recht früh aus und sollte nicht bewußt manipuliert werden.

Lassen Sie Ihr Kind entscheiden

Lassen Sie Ihr Kind also selbst entscheiden, welche Hand es beim Malen oder Schreiben bevorzugt. Sein neurologisches System weiß am besten, wie es optimal organisiert ist.
Mit den im dritten Kapitel beschriebenen Übungen können Sie Ihr Kind unterstützen, seine Händigkeit festzulegen.

Gemischte Händigkeit erkennen

Beobachten Sie, wie Ihr Kind die Hand beim Schreiben hält. Ist die rechte Hand nach links innen gedreht, so gehört es mit Sicherheit in die Gruppe der gemischten Rechtshänder. Ist die linke Hand beim Schreiben nach rechts innen gedreht, so ist es entsprechend ein gemischter Linkshänder. Die eingedrehte Handstellung kann zudem ein Hinweis auf eine Rechts-links-Blockade sein. Denn ist die Zusammenarbeit von rechter und linker Gehirnhälfte durch eine Blockade beeinträchtigt, versucht das Kind automatisch, diesen Mangel durch seine Handhaltung auszugleichen. Die rechte Hand tut so, als wäre sie die linke und umgekehrt.

Die Handstellung als Hinweis

Bitte beachten Sie

»Denkrichtungen« sind nur Modelle

Ein Gleichgewicht des Denkens setzt sich aus vielen Bestandteilen zusammen. Um die Gehirnfunktionen anschaulich zu erklären, bedient sich die Pädagogische Kinesiologie dabei eines Modells. Leicht nachvollziehbar ist die notwendige Balance zwischer rechter und linker Gehirnhälfte. Dominiert bei der Informationsverarbeitung im Gehirn nur eine Seite, äußert sich dies konkret in Lese-, Schreib- oder Rechenproblemen. Ein Ungleichgewicht in der Oben-unten- oder Vorne-hinten-Dimension wurde erst von Paul Dennison nachweislich in Zusammenhang mit Lernblockaden gebracht. Auch bei diesen beiden Formen der Blockade liegen Unausgewogenheiten im Energiehaushalt des Gehirns vor, die das Denk- und Lernvermögen beeinträchtigen. Allerdings zeigen sie sich in bestimmten Verhaltensweisen und nicht als eindeutige Lernprobleme.

Drei mögliche Blockaden

PRAXIS 45

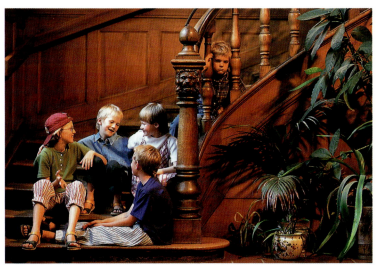

Stehen Kinder oft abseits, kann eine Oben-unten-Blockade vorliegen.

Die Oben-unten-Blockade

Ist die Oben-unten-Dimension des Denkens im Gleichgewicht, so gelingt es uns idealerweise, Herz (Gefühl) und Verstand (geistige Beweglichkeit) zu verbinden. Eine Blockade in dieser Dimension bewirkt dementsprechend, daß wir entweder zu stark vom Kopf oder von unseren Gefühlen bestimmt werden.

Denken mit »Herz und Verstand«

Oben-unten-Blockaden erkennen

Oben-unten-blockierte Kinder wirken entweder unbeweglich und schwerfällig oder geistig abgehoben. Beide Extreme lassen sich auch an den Bewegungen erkennen. Kinder, bei denen das Unten – das Gefühl – dominiert, sind langsam und unflexibel. Sie haben Schwierigkeiten, sich vom Boden zu lösen, zum Beispiel beim Hüpfen. Beim Sitzen wickeln sie die Füße gern ums Stuhlbein, um dadurch noch mehr Halt zu bekommen. Diese körperliche Trägheit entspricht einer geistigen Unbeweglichkeit. Solche Kinder sind so stark damit beschäftigt, nicht den Boden unter den Füßen zu verlieren, daß sie eine verbale Äußerung aus dem Gleichgewicht bringen kann. Sie haben Angst, etwas Falsches zu sagen, sind unsicher und trauen sich wenig zu. Sie lassen sich schnell ausgrenzen und stehen oft im Abseits.

Gefühlsbestimmte Kinder wirken unbeweglich

PRAXIS

Die drei Dimensionen des Denkens

Ihr Gegenteil – der »kleine Professor« – verliert tatsächlich leicht das körperliche Gleichgewicht, weil er nicht mit beiden Beinen im Leben steht. Er scheint auch anfälliger für Krankheiten zu sein. Schon ein Windhauch wirft ihn um. Hier paßt das Bild vom »kränkelnden Genie«.

Altkluge Kinder ignorieren häufig ihre Gefühle

Kinder vom Typ des »kleinen Professors« zeigen in der Regel gute schulische Leistungen, finden sich aber in ihrer Gefühlswelt nicht zurecht. Ihre Äußerungen wirken oft altklug, weil sie versuchen, die Welt wie Erwachsene zu deuten. Solche Kinder, bei denen das »Oben«, also der Verstand überwiegt, sehen ihre eigene Person häufig als unwesentlich für ihre Bedürfnisse an. Sie versuchen auch stets, ihr Verhalten rational zu begründen, zum Beispiel: »Es ist besser für mich, noch eine Stunde lesen zu üben, als draußen zu spielen.« Mit solchen Äußerungen übernehmen sie Bewertungen aus der Erwachsenenwelt. Diese Kinder ignorieren entweder ihre eigenen Gefühle oder bewerten sie negativ.

Ist die Oben-unten-Dimension längere Zeit blockiert, besteht die Gefahr, daß das Gehirn diese Verhaltensweisen als normal einstuft (Das Gehirn lernt nie aus, Seite 25). Dies kann unter Umständen zu schweren körperlichen oder seelischen Störungen führen, da ja in beiden Fällen der Energiehaushalt des Gehirns und das Gefühlsleben nicht ausgewogen sind. In Schule und Gesellschaft aber wird vor allem das schwerfällige und langsame Kind negativ bewertet, während das »altkluge« in der Regel mit guten Schulzensuren belohnt wird.

Auf Dauer schwere Störungen

Die häufigsten Kennzeichen einer Oben-unten-Blockade sind:

- schwerfälliges Benehmen
- Unaufmerksamkeit
- spricht langsam oder schnell und undeutlich
- schlechte Organisation
- zu schnelles oder zu langsames Vorgehen
- Schwierigkeiten, etwas nachzuvollziehen
- kommt ständig zu spät oder ist immer der letzte
- will alles diskutieren

Drei mögliche Blockaden

PRAXIS 47

Die Vorne-hinten-Blockade

Zwei Pole: Konzentration und Entspannung

Auch eine gestörte Vorne-hinten-Dimension beschreibt Unausgewogenheiten im Energiehaushalt unseres Denkens. Im unblockierten Zustand wechseln Konzentration (vorne) und Entspannung (hinten) einander ab. Ein Ungleichgewicht zeigt sich darin, daß die Kinder einer Sache entweder zu fern (Entspannung) oder zu nahe (Konzentration) sind. Sind dagegen beide Pole dieser Dimension ausgeglichen, können die Kinder den Unterricht verfolgen und – falls erforderlich – sich zielgerichtet einmischen. Sie konzentrieren sich also bei Bedarf, wenn zum Beispiel etwas aufgeschrieben oder nachgefragt werden muß. Wenn zugeschaut oder zugehört werden soll, entspannen sie sich.

Vorne-hinten-Blockaden erkennen

Entweder passiv und verträumt ...

Kinder, bei denen das »Vorne« blockiert ist, haben oft massive Schulprobleme. Sie beteiligen sich nicht am Unterricht, sondern folgen passiv den Ausführungen. Sie träumen vor sich hin und bekommen vieles nicht mit. In Streßsituationen schalten sie ab. Ihre Überforderung

Die häufigsten Kennzeichen einer Vorne-hinten-Blockade sind:
- zu nah dran sein (die Augen sind angestrengt auf einen Punkt gerichtet)
- zu weit weg sein (die Augen blicken ins Leere, das Kind träumt, schweift ab)
- Unflexibilität
- aggressives Verhalten
- Hyper- oder Hypoaktivität

setzen sie häufig in Bewegung um (Hyperaktivität), aber auch das andere Extrem ist möglich (Hypoaktivität). Diese Kinder übertragen Streß in eine Form von Trägheit. Dabei nehmen sie Gefühle und Stimmungen sehr sensibel wahr.

... hyper- oder hypoaktiv ...

Ihr Gegenteil, Kinder, die »vorne« aktiv sind, konzentrieren sich stark auf den Unterrichtsverlauf. Sie wirken hellwach, arbeiten analytisch und richten ihren Blick aufs Detail. Negativ formuliert heißt das aber auch, daß sie nicht über ihren Tellerrand hinaussehen oder »vor lauter Bäumen den Wald nicht sehen«. Sie müssen immer vorne dran sein, immer agieren, sich immer behaupten und können keinem Streit aus dem Weg gehen. Kinder, bei denen das »Vorne« dominiert, können nur schwer abschalten und dadurch kaum über eine Situation nachdenken.

... oder immer vorne dran

Die drei Dimensionen des Denkens

Fallbeispiele aus der Lernberatung

Sie wissen nun, welche Anzeichen auf mögliche Lernblockaden hinweisen. Die folgenden Beispiele aus der Lernberatungspraxis stellen Kinder mit typischen Lernproblemen vor. Damit möchten wir Ihr Verständnis dafür, welche konkreten Erscheinungsbilder und Erscheinungsformen Lernblockaden annehmen können, abrunden. Die hier geschilderten Fälle stehen für typische Blockaden, wie sie der kinesiologische Lernberater häufig feststellt. Die entsprechenden Korrektur-Übungen finden Sie im Kapitel »Lernblockaden auflösen«.

Typische Lernprobleme

Roberts Schrift – eine »Katastrophe«

Obwohl sich der zehnjährige Robert sehr bemüht, »ordentlich« zu schreiben, hat er eine schlechte Schrift. Sein Lehrer bezeichnet sie sogar als eine »Katastrophe«. Robert ist Rechtshänder, schreibt verkrampft und drückt stark auf. Viele Buchstaben gelingen ihm zwar gut, aber immer dann, wenn er die Hand weiterführen muß, macht er Ausrutscher und verliert die Zeile. Seine Schreibhand ist nach links eingedreht. Es wirkt, als ob er aus dem Handgelenk schreibt. Robert ist offensichtlich »gemischter« Rechtshänder (Seite 43). Seine rechte Hand wird also nicht wie normalerweise bei Rechtshändern von der linken, analytischen Gehirnhälfte gesteuert, sondern von der rechten Seite. Wie kann man Robert helfen? Das Ziel ist, Robert den Zugriff auf sein Gesamtpotential, also gleichzeitiges Zusammenwirken von rechter und linker Gehirnhälfte, zu ermöglichen. Er kann weiterhin mit seiner rechten Hand schreiben, diese soll aber durch die Mitwirkung der linken Gehirnhälfte mehr Genauigkeit erhalten.
Diese Zusammenarbeit wird mit der »Dennison-Lateralitäts-Bahnung« (Seite 63) hergestellt. Dadurch fällt es Robert leichter, die Bewegungen von Augen und Händen besser aufeinander abzustimmen. Dies ist besonders für das Schreiben wichtig, denn die Hand führt aus, was die Augen vorgeben.
Die gleiche Wirkung hat die »Liegende Acht« (Seite 72), denn auch mit ihr übt Robert gegenläufige Bewegungen (nach links und nach rechts), wie sie beim Schreiben notwendig sind. Außerdem erweitert die »Liegende Acht« das Seh-

Gemischte Händigkeit

Koordination und Wahrnehmung schulen

Drei mögliche Blockaden

feld, Robert nimmt besser wahr. Auch beim »Schleifen malen« (Seite 72) trainiert Robert Schreibbewegungen nach links und rechts. Diese Übung verhilft ihm zu flüssigerem Schreiben und damit zu einem schöneren Schriftbild.

Stärkung der Selbstsicherheit

Um Roberts Standfestigkeit und Selbstsicherheit zu stärken, zeigt ihm der Lernberater noch eine Energieübung. Robert massiert dabei bestimmte Energiepunkte auf den Meridianen (»Muntermacher«, Seite 73).

Sofortige Besserung

Nachdem Robert diese Übungen hintereinander gemacht hatte, zeigte sich eine sofortige Verbesserung seines Schriftbildes: Die Buchstaben waren nicht ganz exakt, aber dafür konnte Robert flüssig und gleichmäßig mit normalem Kraftaufwand schreiben. Die Wörter sahen insgesamt schön aus und waren ohne Ausrutscher. Er hatte zu seiner Schrift gefunden!

Eva hat Leseprobleme

Die siebenjährige Eva hat Probleme beim Lesen. Sie kann ein Wort nicht auf einmal aussprechen, sondern zieht zunächst die Buchstaben einzeln laut zusammen und sagt erst dann das Wort. Es passiert auch öfter, daß sie mit dem letzten Buchstaben zu lesen beginnt. Wenn sie zum Beispiel das Wort »Suppe« lesen soll, buchstabiert sie zuerst leise vor sich hin. Doch weil sie den Buchstaben »e« zuletzt gehört hat, heißt das Wort bei ihr »Esupp«. Eva vertraut also mehr ihrem Gehör als ihren Augen. Daneben scheint ihr Blickwinkel eingeschränkt zu sein, da sie Wörter nicht als Ganzes aufnehmen kann. Ein Test (»Blitzwort«, Seite 82) ergibt, daß das Mädchen Wörter mit bis zu drei Buchstaben sofort erfassen kann. Kommt ein vierter Buchstabe hinzu, bricht das ganze Bild zusammen. Auch erkennt Eva ein Wort, das sie bereits buchstabiert hat, nicht wieder, wenn es schon mehrmals im Text vorkam. Im Beratungsgespräch stellt sich außerdem heraus, daß Eva immer wieder rechts und links verwechselt.

Worin liegt die Ursache für Evas Schwierigkeiten? Alle Merkmale sprechen dafür, daß bei Eva rechte und linke Gehirnhälfte nicht streßfrei zusammenarbeiten. Eva hat also eine Rechts-links-Blockade. Welche Übungen können Eva helfen? Mit der »Seitigkeitsverankerung« (Seite 70) lernt sie zunächst, rechts und links zu unterscheiden. Dann massiert Eva bestimmte Energiepunkte (»Muntermacher«, Seite 73),

Deutliche Anzeichen einer Rechts-links-Blockade

Rechts und links unterscheiden lernen

Die drei Dimensionen des Denkens

während sie die Augen zunächst kreisen und dann an einer waagrechten Kante entlangwandern läßt. Durch diese einfachen Bewegungen erweitert sie ihren Blickwinkel. Das kleine Übungsprogramm zeigt auch sofort eine Verbesserung: Eva kann plötzlich auch Wörter mit mehr als drei Buchstaben erfassen und lesen. Sie wird ermuntert, was sie liest auch sofort auszusprechen. Zu Hause werden Evas Leseübungen von ihrer Mutter rhythmisch unterstützt. Ein Beispiel: Der Satz »Mimi ist im Garten und spielt mit der Katze« wird mit passenden Bögen in Schwung gebracht.

Rhythmische Leseunterstützung

Lisa kann nicht gut rechnen

Die neunjährige Lisa rechnet sehr langsam. Eltern und Lehrer haben den Eindruck, daß sich das Kind im Zahlenraum nicht zurechtfindet. Bei der Arbeit mit Lisa bemerkt der Lernberater ferner, daß sie Schwierigkeiten hat, schnell hintereinander Bewegungsänderungen durchzuführen. Wenn sie zum Beispiel den Arm vom Körper weg oder zum Körper hin bewegen soll, bleibt sie irgendwo »hängen«, das heißt die Bewegung stockt. Darüber hinaus begreift sie oft nicht, welche Bewegungen verlangt sind, und verwechselt offensichtlich auch rechts und links. Diese Merkmale weisen auf eine Blockierung der Rechts-links-Dimension hin. Außerdem schaut Eva bei den Aufforderungen des Lernberaters nach unten. Dieses Verhalten ist ein Anzeichen dafür, daß Lisa sich nur schwer etwas vor ihrem inneren Auge vorstellen kann. Lisa hat also auch ein Visualisierungsproblem. Welche Übungen können Lisa helfen? Der Lernberater macht mit Lisa die »Dennison-Lateralitäts-Bahnung« (Seite 63). Diese Übung löst die Rechts-links-Blockade auf und hilft ihr, die Bewegungen und die Augen leichter zu koordinieren. Mit dem »Genießer« (Seite 77) wird die Konzentrations- und Merkfähigkeit erhöht. Außerdem erweitert Lisa damit ihren Seh- und Hörradius. Langfristig verändert das Kind dadurch auch sein Körpergefühl. Es wird sicherer und kann in aller Ruhe überlegen, Verspannungen lösen sich und die Aufmerksamkeit nimmt zu. Durch die »Seitigkeitsverankerung« (Seite 70) lernt Lisa, rechts und links zu unterscheiden. Dadurch kann sie ein Verständnis für größer und kleiner entwickeln und sich im Zahlenraum besser bewegen.

Stockende Bewegungen

Rechts-links-Blockaden

Konzentrations- und Merkfähigkeit erhöhen

Testbögen aus der Lernberatungspraxis

Mit Hilfe der folgenden einfachen Übungen können Sie zu Hause testen, ob bei Ihrem Kind Lernblockaden vorliegen.

Eine Auswahl

Die Testbögen aus der Lernberatungspraxis stellen eine Auswahl dar, die sich auf das Erkennen von Rechts-links-Blockaden beschränkt. Diese häufig auftretende Beeinträchtigung kann Schreib-, Lese- oder Rechenprobleme auslösen. Die Kreise, Schleifen und Liegenden Achten sind grundlegende Übungen zum Einüben der Schreibbewegung. Dabei wird das Zusammenspiel von Schreibhand und Augen aufeinander abgestimmt.

Die Übungen eignen sich aber auch zur Lockerung zwischendurch, beispielsweise wenn längere Texte geschrieben werden müssen und dabei die Konzentration nachläßt oder wenn sich das Schriftbild Ihres Kindes verschlechtert.

Mit der »Blitzwort«-Übung können Sie das Vorstellungs- und Visualisierungsvermögen Ihres Kindes testen.

Die Übungen machen Rechts-links-Blockaden sichtbar

> **Bitte beachten Sie**
>
> Achten Sie bei den Übungen darauf, ob Ihr Kind beim Schreiben und Malen versucht, eine Richtung zu vermeiden. Wenn es etwa nur nach links oder rechts malt oder es die Richtung nicht wechseln kann (zum Beispiel bei der Liegenden Acht), könnte eine Rechts-links-Blockade vorliegen.

Vermeidungsrichtung erkennen

▶ Nehmen Sie für die Schreibübungen ein Blatt liniertes oder kariertes Papier zur Hand. Malen Sie ihm zum Beispiel einige Schleifen oder Kreise vor, und zeigen Sie Ihrem Kind jeweils, wie es die Zeile selbständig vervollständigen kann. Bitte halten Sie sich bei den Testbögen immer an die vorgegebene Reihenfolge, denn alle Übungen bauen aufeinander auf.

Weitere Beschreibungen zu den Schreibübungen und eine Aufstellung, welche Blockaden Sie mit welcher Übung auflösen können, finden Sie im dritten Kapitel (Die Übungen der Pädagogischen Kinesiologie, Seite 61 und Seite 88).

So wird's gemacht

Die drei Dimensionen des Denkens

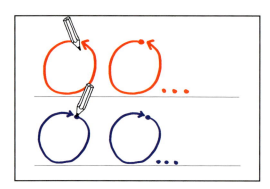

Kreise

Einüben der Schreibbewegung

1 Im ersten Schritt malt Ihr Kind Kreise und übt damit seine Schreibfähigkeit. Lassen Sie es Kreise von links nach rechts und umgekehrt zeichnen. Beobachten Sie dabei, ob es die Richtungen unterscheiden und wechseln kann.

Schleifen

2 Schleifen bauen auf dem Kreis auf und bringen bereits die Schreibbewegung ins Spiel. In der ersten Zeile geht

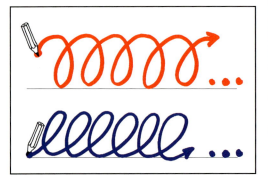

die Bewegung nach rechts, in der zweiten Zeile nach links. Ihr Kind sollte wieder beide Richtungen beherrschen.

Liegende Achten

3 Bei Liegenden Achten werden in einer einzigen Figur beide Richtungen des Kreises ausgeführt. Dabei muß die Mitte, der Übergang zwischen beiden Augen, gekreuzt werden. Diese Übung erfordert, daß linke und rechte Gehirnhälfte zusammenarbeiten. Zusätzlich werden die Bewegungen, die Augen und Schreibhand ausführen, koordiniert. Denn beim Schreiben macht die Hand, was die Augen vorgeben.

Augen und Schreibhand koordinieren

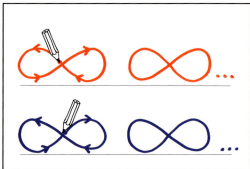

Buchstaben und Zahlen

4 Bei diesen Übungen können Sie sehen, ob Ihr Kind die Schreibbewegung auch an konkreten Schriftzeichen be-

Testbögen aus der Lernberatungspraxis

PRAXIS

richtig	Vermeidungsrichtung
m	u
o	o
5	5
7	7

schreibt es die »Vier«, »Fünf« oder »Sieben« nur in eine Richtung.

Blitzwort

5 Diese Übung zeigt Ihnen, wie gut das Visualisierungsvermögen Ihres Kindes ausgebildet ist. Die Fähigkeit, sich im Kopf – vor seinem »inneren Auge« – etwas vorstellen zu können, ist Voraussetzung für Rechtschreibung, Lesen und Rechnen.

Visualisieren – das »innere« Sehen

Schreiben Sie ein beliebiges Wort mit drei oder vier Buchstaben (zum Beispiel »nimm«, »Eule«, »groß«) oder eine Zahl auf ein Blatt Papier, danach falten Sie es quer. Nun zeigen Sie Ihrem Kind das Geschriebene, allerdings nur so lange, bis es von selbst meint, es hätte sich alles gemerkt.
Eine ausführliche Beschreibung dieser Übung mit Beispielen finden Sie auf Seite 82.

Vermeidet Ihr Kind eine Richtung?

herrscht. Hat Ihr Kind in beiden Richtungen kein Problem, führt es den Stift zum Beispiel beim kleinen »m« nach rechts und beim kleinen »o« nach links. Vermeidet Ihr Kind eine Richtung, sieht das »m« wie ein »u« aus. Das »o« wird mehrfach nach rechts nachgefahren, damit es rund wird. Auch bei Zahlen zeigt sich, ob Ihr Kind Schwierigkeiten hat, die Richtung zu wechseln und deshalb die Mitte, den Überkreuzungspunkt, vermeidet. Die Pfeile geben Ihnen jeweils die richtige sowie die Vermeidungsrichtung an. Die Numerierung zeigt die Reihenfolge, in der die Striche ausgeführt werden sollen. Hat Ihr Kind Probleme mit dem Übergang von links nach rechts,

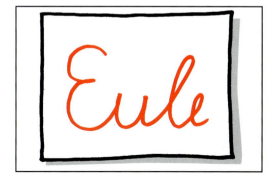

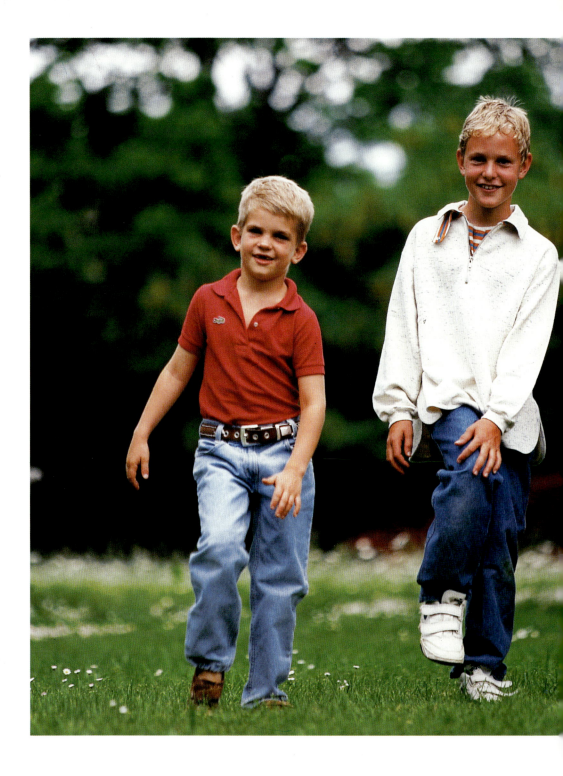

PRAXIS
55

Lernblockaden auflösen

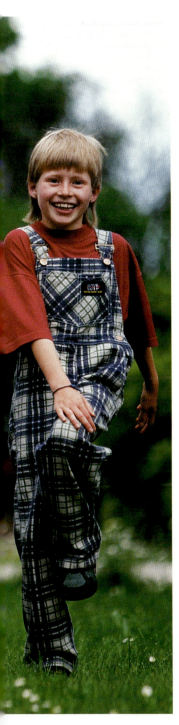

Lernblockaden stören das Gleichgewicht in unserem Gehirn und damit die Fähigkeit, unser gesamtes Gehirnpotential beim Denken einzusetzen. Mit den Übungen der Pädagogischen Kinesiologie kann Ihr Kind spielerisch lernen, mit negativen Stressoren umzugehen und die Anforderungen in der Schule zu bewältigen.
Das Schritt-für-Schritt-Selbsthilfeprogramm zeigt Ihnen einfache, von Kindern leicht nachvollziehbare Übungen, die helfen, streßbedingte Lernblockaden aufzulösen. Die Übungen beruhen dabei auf dem Prinzip, daß Körper, Geist und Seele zusammengehören. Mit den Bewegungsübungen trainieren wir den Körper und werden gleichzeitig geistig beweglicher. Die Energieübungen unterstützen alle wichtigen Lebensfunktionen.

Die Übungen der Pädagogischen Kinesiologie

Im dritten Teil unseres Ratgebers wollen wir Ihnen zeigen, wie Sie durch praktische Übungen Ihr Kind beim Lernen unterstützen können. Da Lernblockaden mit einem Ungleichgewicht im Gehirn verbunden sind, ist es wichtig, das Gleichgewicht wiederherzustellen. Die Pädagogische Kinesiologie arbeitet dabei mit Bewegungs- und Energieübungen, da Bewegung nicht nur unseren Körper, sondern auch unsere Fähigkeit zu denken positiv beeinflußt. Zusätzlich helfen Techniken aus dem Neurolinguistischen Programmieren, das Gelernte immer wieder abzurufen.

Das Gleichgewicht im Gehirn wiederherstellen

Bewegungsübungen und ihre Wirkung

Denken und Bewegen sind Vorgänge, die sich in den drei Dimensionen des Raumes abspielen. Ein Gleichgewicht zwischen links-rechts, oben-unten, vorne-hinten ist also in beiden Fällen wichtig, denn sonst stolpern wir, »verlieren den Kopf« und müssen uns erst wieder »fangen«.

Ist unser Denken in allen drei Dimensionen im Gleichgewicht, sind wir in der Lage, unser geistiges Potential voll auszuschöpfen. Dieses Gleichgewicht können wir mit Hilfe von Bewegungsübungen immer wieder herstellen. Und nicht nur das: Wir trainieren dabei auch unser Denken, da das Gehirn die Bewegungen unseres Körpers steuert und Bewegungsfähigkeit auch Ausdruck unserer Denkfähigkeit ist.

Geistiges Potential voll ausschöpfen

Bewegungsübungen sind daher eine Art »Gehirngymnastik«: Indem wir bestimmte Bewegungsabläufe gezielt einüben, lösen wir streßbedingte Denkblockaden – den Zustand des Ungleichgewichts in unserem Gehirn – auf. Darüber hinaus verbessern Bewegungsübungen unsere Lernfähigkeit, da durch neue Erfahrungen, und dazu gehören auch Bewegungen, in unserem Gehirn immer wieder neue Vernetzungen zwischen den Nervenbahnen, die Synapsen, entstehen (Bewegung – Tor zum Lernen, Seite 22).

Gymnastik fürs Gehirn

Energieübungen und ihre Wirkung

Energieübungen können als »erweiterte« Bewegungsübungen bezeichnet werden, denn auch sie bringen unser Gehirn auf »volle Leistung«. Die Technik dabei ist einfach und auch von Kindern leicht nachvollziehbar: durch Berühren von Akupunkturpunkten kann die Lebensenergie im Körper wieder frei fließen.

Freier Energiefluß –

Altes Wissen – neu entdeckt

Die Vorstellung einer Energie, die allem Leben zugrunde liegt und die nach einem geordneten System den Körper durchströmt, wurde vor allem in der traditionellen chinesischen Medizin beschrieben und ist bereits über 4000 Jahre alt. Die Grundidee dabei ist, daß ein gleichmäßiges Fließen dieser Lebensenergie Voraussetzung für Gesundheit, Wohlbefinden sowie für körperliche und geistige Leistungsfähigkeit ist. Moderne neurologische Forschungen haben bestätigt, daß wir uns die Lebensenergie als das freie Fließen der Informationsströme im Gehirn vorstellen können. Mittlerweile gibt es auch naturwissenschaftliche Erklärungsansätze für das Fließen der Lebensenergie. Hier versucht die heutige Quantenphysik, für uns bisher nicht vorstellbare Phänomene zu erklären. Ihre Forschungsergebnisse zeigen, daß Informationsabläufe nicht nur zu den jeweiligen Ergebnissen führen, sondern daß durch die dauernde Wiederholung der gleichen Abläufe eine neue Eigenschaft entsteht, die so etwas wie »Persönlichkeit« darstellt.

– Voraussetzung für Gesundheit und Wohlbefinden

Aktuelle Forschungsergebnisse

Was ist eine Energieblockade?

Wenn nun negative Stressoren wie beispielsweise Angst, Ärger, Bewegungsmangel oder Ernährungsfehler den freien Informationsfluß beeinträchtigen, entsteht eine Energieblockade: Etwas überlastet unseren Organismus, in unserem Energiekreislauf brennt quasi die »Sicherung« durch. Das Gehirn hat Probleme und kann sich mit dem Körper nicht mehr gut »verständigen«. Als Folge sind wir kaum mehr in der Lage, ruhig zu denken und zu handeln. Mit Energieübungen können derartige Blockaden aufgelöst werden. Um den Energiefluß wieder anzuregen, massieren wir entsprechende

Der freie Informationsfluß ist blockiert

Die Übungen der Pädagogischen Kinesiologie

Akupunkturpunkte und Meridiane

Akupunkturpunkte, die auf den Energie- oder Informationsbahnen liegen. Diese Energiebahnen oder Meridiane sind oft nach Organen benannt. So gibt es beispielsweise einen Nieren-, Magen- oder Gallenblasenmeridian. Diese Namen weisen auf die Lebensfunktionen hin, mit denen sie energetisch zusammenhängen.

Die Energie- oder Informationsbahnen sind für das menschliche Auge unsichtbar, doch mit Hilfe moderner technischer Verfahren, beispielsweise der elektrischen Hautwiderstandsmessung, läßt sich ihre Existenz heute nachweisen.

Neurolinguistisches Programmieren

Was bedeutet NLP?

Die Kinesiologie verwendet in bestimmten Bereichen auch Techniken aus dem Neurolinguistischen Programmieren, abgekürzt NLP. Die Vorsilbe »Neuro« bezeichnet die Tatsache, daß wir die Welt durch unsere fünf Sinne erfahren und entsprechend handeln. Körper und Geist bilden dabei eine Einheit. »Linguistisch« bedeutet, daß wir unsere Sprache verwenden, um Gedanken und Verhalten zu ordnen und mit anderen in Kontakt zu treten.

»Programmieren« schließlich drückt aus, daß wir lernen können, unsere Gedanken und Handlungen so zu organisieren, daß wir dadurch selbstgesetzte Ziele besser und schneller erreichen.

Die Anfänge des NLP

NLP wurde in den 70er Jahren von den beiden Amerikanern John Grinder und Richard Bandler entwickelt. Der Sprachwissenschaftler Grinder und der Psychologe Bandler verglichen die Arbeitsweise von drei amerikanischen Psychotherapeuten, die große Erfolge bei ihrer Arbeit verzeichnen konnten. Trotz der unterschiedlichen Persönlichkeiten arbeiteten alle drei nach ähnlichen Grundmustern. Aus diesen Arbeitstechniken konstruierten Grinder und Bandler ein Modell – das NLP. Seine Anwendung verbessert die Kommunikationsfähigkeit, führt Veränderungen individueller Verhaltensformen herbei, beschleunigt das Lernen – und ermöglicht uns dadurch mehr Lebensfreude.

Mit NLP das Verhalten ändern

Die für unsere Übungen verwendeten NLP-Techniken zielen vor allem auf leichteres und schnelleres Lernen ab. Eine dafür geeignete Technik ist die Verwendung von »Ankern«.

PRAXIS
Die Anwendungsprinzipien
59

Die Anwendungsprinzipien

Anker lösen bestimmte Reaktionen aus

Anker sind Verstärker, die immer gleiche, spezifische Reaktionen bei uns auslösen. Ein Anker kann alles mögliche für uns sein: Gerüche, Geräusche, optische Signale oder Gefühle. Jeder Mensch hat individuell verschiedene Anker: Der Duft von Kaffee am Morgen kann Freude auf das Frühstück machen. Die Stimme eines geliebten Menschen läßt uns eine bestimmte und immer gleiche äußere und innere Haltung einnehmen. Die rote Ampel stoppt uns, ohne daß wir lange darüber nachdenken. Das NLP setzt bewußt Anker ein, um Verhaltensänderungen, zum Beispiel leichteres Lernen, zu ermöglichen.

Sie haben erkannt, daß bei Ihrem Kind eine streßbedingte Lernblockade vorliegt. Nun helfen die folgenden Übungen, die Blockaden spielerisch zu beseitigen. Sie gehen dabei grundsätzlich nach dem Prinzip »Erkennen – Korrigieren – Trainieren« vor. Das heißt, wenn die verantwortliche Blockade herausgefunden haben (Erkennen), kann sie mit Hilfe der angegebenen Übung aufgelöst werden (Korrigieren). Verwenden Sie die Übung in Zukunft immer nach Bedarf (Trainieren), sobald Sie den Eindruck haben, daß Ihr Kind wieder blockiert ist. Machen Sie beispielsweise die Überkreuzbewegung, wenn die Konzentration nachläßt. Malen Sie Liegende Achten, wenn sich die Schrift verschlechtert. Falls Sie bemerken, daß Ihr Kind offensichtlich blockiert ist, kritisieren Sie es nicht, sondern schlagen Sie ihm eine geeignete Übung vor. Die Übersicht »Wann paßt welche Übung?« (Seite 88) erleichtert Ihnen den Überblick. Sie sollten so lange nach diesem Muster vorgehen, bis das Ziel – die gewünschte Verhaltensänderung – für Ihr Kind erreicht ist.

Erkennen, Korrigieren, Trainieren – – so lange, bis das Ziel erreicht ist

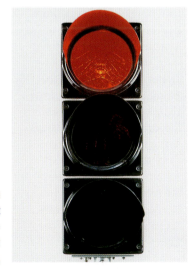

Die rote Ampel läßt uns automatisch anhalten.

Die Übungen der Pädagogischen Kinesiologie

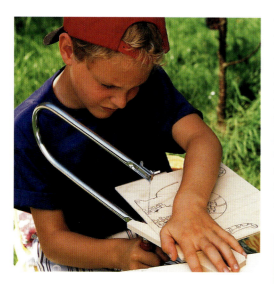

Was wollen Sie für Ihr Kind erreichen?

Bevor Sie mit dem Übungsprogramm beginnen, sollten Sie sich über die Übungsziele im klaren sein. Sind Ihre Ziele auch im Interesse des Kindes, und berücksichtigen Sie seine individuellen Fähigkeiten? Die Pädagogische Kinesiologie strebt an erster Stelle nicht nach besseren Schulnoten, sondern will müheloses, schnelles, den eigenen Fähigkeiten angepaßtes Lernen erreichen. Unser Übungsprogramm ist also keine Trainingsmethode für den Übertritt an eine höhere Schule, sondern möchte Ihrem Kind ermöglichen, seine geistigen, das heißt auch kreativen, handwerklichen und sportlichen Fähigkeiten zu erkennen und zu entwickeln. Ein großes Anliegen der Kinesiologie für Kinder ist zu zeigen, wie Ihr Kind streßfrei an die Lösung bestimmter Probleme herangehen kann. Und eben das ist die Voraussetzung für bessere schulische Leistungen. Damit auch Ihrem Kind Lernen wieder Freude macht!

Müheloses Lernen, Entwicklung der individuellen Fähigkeiten

Streßfreier Umgang mit Problemen

Bitte beachten Sie

Vielleicht sind Sie sich über die Art der Lernblockade Ihres Kindes noch nicht hundertprozentig sicher. Keine Sorge – mit dem Übungsprogramm können Sie auf keinen Fall etwas falsch machen. Alle Übungen verbessern die Lernfähigkeit Ihres Kindes und schaden ihm ganz sicher nicht. Lassen sich seine Lernprobleme auf diesem Weg trotzdem nicht lösen, wenden Sie sich bitte an einen kinesiologischen Lernberater (»Adressen, die weiterhelfen«, Seite 93). Schließen Sie ferner durch ärztliche Kontrolle gesundheitliche Störungen als Ursache der Lernprobleme aus.

Wenn die Probleme bleiben

Schrittweise zum Erfolg

Das Übungsprogramm ist in viele kleine Schritte aufgeteilt, die aufeinander aufbauen:

Ein Tip:
Üben Sie – sofern möglich – mit Ihrem Kind zusammen. Dann haben beide Spaß – und Sie profitieren auch selbst davon. Dieser spielerische Aspekt ist darüber hinaus sehr wichtig für den Erfolg der Übungen. Denn alles, was wir gerne tun, machen wir ohne äußeren Druck und geben dabei automatisch unser Bestes.

Spaß ist wichtig für den Erfolg

1 Beginnen Sie zunächst mit der Auflösung von Rechts-links-Blockaden mit der »Dennison-Lateralitäts-Bahnung«. Hier wird vor allem mit Überkreuz- und Parallelbewegungen gearbeitet. Wenn Sie zu einer neuen Übungseinheit übergehen, machen Sie als Einleitung immer die einfache Überkreuzbewegung oder eine Variante davon.

Blockaden auflösen

2 Im nächsten Schritt lösen Sie mit dem »Schwerkraftgleiter« Oben-unten-Blockaden auf. Die Überkreuzbewegung nach hinten, der »Schuhplattler«, hilft bei Vorne-hinten-Blockaden.

Vorne-hinten-Blockaden auflösen

3 In der folgenden Übungseinheit trainiert Ihr Kind die Unterscheidung von rechts und links und bekommt eine Vorstellung der beiden Seitigkeiten. Diese Fähigkeit braucht es zum Schreiben, Lesen und Rechnen. Beim Malen von Kreisen, Schleifen und Liegenden Achten wird dieses Können in die Praxis umgesetzt.

Rechts und links unterscheiden lernen

4 Danach sind die Energieübungen an der Reihe: Der »Muntermacher« bringt Denken und Sehen auf Vordermann, die »Denkmütze« die Ohren. Beide Übungen entspannen und erhöhen das allgemeine Energieniveau, was sich positiv auf alle Lebensfunktionen auswirkt.

Energieübungen helfen in allen Bereichen

5 »Elefant« und »Genießer« sind Übungen, die eine umfassende, positive Wirkung auf alle schulischen Fertigkeiten haben. Üben Sie diese beiden Figuren in einer Einheit an mehreren Tagen, bis Ihr Kind sie beherrscht.

Geistige Anregung, körperliche Entspannung

6 Der Abbau von seelischem Streß mit der Übung »Emotionale Streßreduktion« (ESR)

Seelischen Streß abbauen

Die Übungen der Pädagogischen Kinesiologie

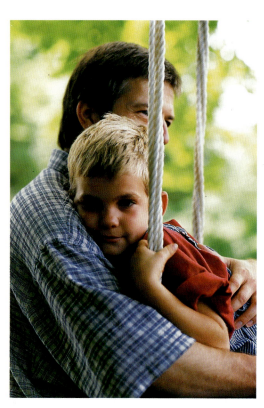

Machen Sie die Übungen beim ersten Mal auf jeden Fall in der angegebenen Reihenfolge. Denn so lösen Sie systematisch vorhandene Blockaden auf. Gibt es bei einzelnen Übungen Schwierigkeiten, gehen Sie immer zum ersten Schritt der Übung zurück und beginnen Sie von vorne. Wiederholen Sie die Übungen an aufeinanderfolgenden Tagen bis Sie das Gefühl haben, Ihr Kind beherrscht sie gut. Überfordern Sie Ihr Kind dabei nicht durch neuen Übungsstreß, sondern loben Sie es für das, was es schon kann. Machen die Übungen Spaß, wird sie Ihr Kind sicher auch selbst anwenden.

So wird's gemacht

Akzeptieren Sie Ihr Kind so, wie es ist – damit geben Sie ihm Halt und Geborgenheit.

und dem »Kopfhalten« ist der nächste Schritt. Sie sollten pro Tag jeweils nur eine Übung ausprobieren und Ihr Kind langsam mit der entspannenden und befreienden Wirkung dieser Techniken bekanntmachen. »Blitzwort« und »Rechentraining« sind Lernübungen, die Sie, falls erforderlich, gezielt einsetzen können. Beachten Sie dabei bitte immer, daß Ihrem Kind alle vorhergehenden Übungen vertraut sein sollen.

Die vorgestellten Übungen sind alle kinderleicht, denn Ziel der Pädagogischen Kinesiologie ist, Kindern auf spielerische Art zu helfen, leicht und streßfrei zu lernen. Natürlich braucht Ihr Kind vor allem am Anfang Unterstützung und Anleitung. Doch dabei sollten Sie sich immer nach seinen Bedürfnissen richten. Passen Sie sich unbedingt dem Tempo Ihres Kindes an, und üben Sie nur so lange, wie es ihm Spaß macht.

Leicht und streßfrei

Die »Dennison-Lateralitäts-Bahnung«

Die »Dennison-Lateralitäts-Bahnung«

Immer am Anfang der Übungsfolge

Die Übung ist sehr wichtig und muß unbedingt am Anfang der Übungsfolge stehen, denn sie bildet die Grundlage für alle weiteren. Um Ihnen das Üben zu Hause so einfach wie möglich zu machen, haben wir sie leicht vereinfacht. Ihr Kind lernt zuerst die Überkreuz- und dann die Parallelbewegung von Armen und Beinen kennen. Zusätzlich wird geübt, die Augen in einer bestimmten Position ruhen zu lassen beziehungsweise zu bewegen.

Wie die Übung wirkt

Auflösen von Blockaden

Die Überkreuzbewegungen lösen Blockaden in der Rechts-links-Dimension auf, indem sie beide Gehirnhälften zu gleichzeitigem Arbeiten anregen. Sehen, Hören und Denken werden wieder ungehindert möglich. Beim Überkreuzen überschreitet Ihr Kind ständig die Mittellinie, was sich besonders positiv auf das Schreiben auswirkt. Die Schreibschwünge von links nach rechts und umgekehrt werden leichter, das Schriftbild wird gleichmäßiger, die Schrift flüssiger. Mit den zusätzlichen Augenbewegungen entwickelt Ihr Kind die Fähigkeit, sich eine Vorstellung von Zahlen, Buchstaben und Wörtern zu machen. Denn durch die wechselnden Augenstellungen werden bestimmte Gehirnfunktionen aktiviert. Im blockierten Zustand blicken die Augen häufig in die falsche Richtung, was die Rechtschreibung und das Kopfrechnen erschwert. Ein weiterer Vorteil dieser Übung: Wenn Augen, Ohren und Körper gut zusammenarbeiten, verbessert sich auch das Körpergefühl. Als Folge gewinnt Ihr Kind an Sicherheit bei sportlichen Betätigungen wie Laufen, Radfahren, Schwimmen oder Klettern.

Verbesserung des Körpergefühls

Wer seinen Körper gut beherrscht, ist bei allen Tätigkeiten automatisch genauer. Davon profitieren aber nicht nur alle handwerklichen und sportlichen Fähigkeiten, sondern auch die Koordination von Schreibhand und Augen, was besonders für das Schreiben wichtig ist.

Diese Übung ist darüber hinaus besonders hilfreich für gemischte Links- und Rechtshänder, die sehr viel häufiger dazu neigen, eine Rechts-links-Blockade zu entwickeln (Gemischte Händigkeit, Seite 43).

Besonders hilfreich für Gemischthändige

PRAXIS

Die Übungen der Pädagogischen Kinesiologie

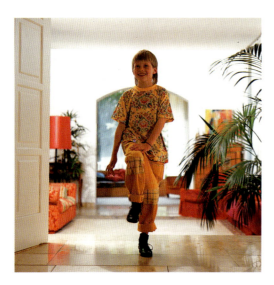 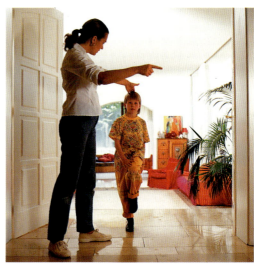

So wird's gemacht

Überkreuzen ...

1 Beginnen Sie mit der einfachen Überkreuzbewegung: Ihr Kind steht aufrecht und entspannt. Die Arme hängen locker an den Seiten herunter. Jetzt wird das rechte Knie nach vorne angehoben, bis es bequem mit der linken Hand erreicht werden kann. Danach wird das rechte Bein wieder abgesetzt, der linke Arm wird locker nach unten fallengelassen. Dieselbe Bewegung wird nun mit dem linken Knie, das jetzt mit der rechten Hand berührt wird, wiederholt. Beide Überkreuzbewegungen werden abwechselnd, in gleichmäßigem Rhythmus und locker geübt, bis sie wie von selbst gehen.

2 Im zweiten Übungsschritt kommen die Augen ins Spiel. Ihr Kind macht die einfache Überkreuzbewegung. Dabei richtet es den Kopf nach vorne und blickt, ohne den Kopf zu bewegen, entspannt nach oben. Die Augen stehen in der Mitte. Die Blickrichtung darf nicht unangenehm oder schmerzhaft sein. Auch diese Variante wird so lange wiederholt, bis das Überkreuzen mit dieser Augenstellung mühelos funktioniert.

... mit Augen nach oben

Ein Tip:

Falls es Ihrem Kind schwerfällt, bei der Überkreuzbewegung nach oben zu schauen, geben Sie ihm eine Hilfestellung: Stellen Sie sich vor Ihr Kind. Die Fingerspitzen einer Hand

Hilfestellung

PRAXIS

Die »Dennison-Lateralitäts-Bahnung«

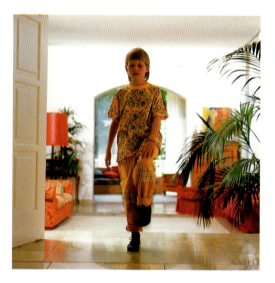
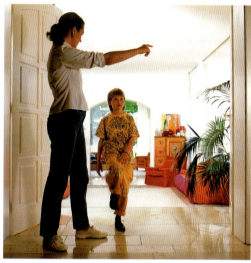

liegen sanft auf seinem Kopf, mit der anderen Hand, die nach oben zeigt, helfen Sie ihm, den Blick oben zu halten.

3 Die einfache Parallelbewegung ist der dritte Übungsschritt, bei dem Arme und Beine gleichseitig bewegt werden. Ihr Kind hebt also das linke Knie nach vorne an und berührt es dabei aber mit der linken Hand und umgekehrt. Locker im Wechsel üben, bis sie mühelos ausgeführt wird.

Gleichseitige Bewegung ...

4 Auch bei der Parallelbewegung werden die Augen dazugenommen. Die Blickrichtung geht hier aber nach unten. Der Kopf ist gerade nach vorne gerichtet, die Augen stehen ebenfalls in der Mitte. Eine Hilfestellung ist in der Regel nicht nötig.

... mit Augen nach unten

5 Sobald die Schritte 1 bis 4 locker und selbständig ausgeführt werden, können Sie die Übungen durch Augenkreisen erweitern. Dabei sollen die Augen gleichmäßig rund laufen, ohne zu springen.
Dafür bei der einfachen Überkreuzbewegung oder der Parallelbewegung Kopf gerade nach vorne richten und die Augen kreisen lassen – ob im Uhrzeigersinn oder entgegengesetzt, spielt keine Rolle, doch ein Richtungswechsel tut sicher gut. Auch diese erweiterte Überkreuz- und Parallelbewegung wird so lange geübt, bis sie Ihr Kind als einfach empfindet.

Überkreuz- und Parallelbewegung mit Augenkreisen

Die Übungen der Pädagogischen Kinesiologie

Hilfestellung

Wenn nötig, können Sie hier auch eine Hilfestellung geben: Stellen Sie sich vor Ihr Kind und ziehen Sie mit dem Finger kleine Kreise, an denen die Augen Ihres Kindes entlang wandern können.

Abschluß

6 Die Übungsfolge wird immer mit der einfachen Überkreuzbewegung abgeschlossen.

Übungsdauer

▶ Damit sich das Bewegungsmuster dieser Übungsfolge stabilisiert, sollte Ihr Kind etwa eine Woche lang die Schritte 1 bis 6 dreimal täglich circa fünf Minuten üben. Grundsätzlich ist es besser, öfter und kürzer zu trainieren, als selten und lange. Nach Ablauf einer Woche genügt es, die einfache Überkreuzbewegung (Schritt 1) nur bei Bedarf zu wiederholen, also zum Beispiel beim Auswendig- oder Wörterlernen, beim Einmaleins- und Kopfrechnen. Ist die Rechts-links-Blockade einmal aufgelöst, aktiviert die einfache Überkreuzbewegung automatisch die für alle Denkaufgaben richtige Blickrichtung. Die einfache Überkreuzbewegung empfiehlt sich deswegen auch als Einstimmung auf die Schule oder die Hausaufgaben. Haben Sie jedoch den Eindruck, die Bewegungen sind wieder verspannt, sollten Sie mit Ihrem Kind alle sechs Schritte der »Dennison-Lateralitäts-Bahnung« wiederholen.

Wiederholen bei Bedarf

Hier noch einmal die Schritte der »Dennison-Lateralitäts-Bahnung« im Überblick:

- Einfache Überkreuzbewegung
- Überkreuzbewegung mit Augenstellung nach oben
- Einfache Parallelbewegung
- Parallelbewegung mit Augenstellung nach unten
- Überkreuz- und Parallelbewegung mit Augenkreisen
- Einfache Überkreuzbewegung
  (Wiederholung vor jeder Übung)

PRAXIS
Der »Schwerkraftgleiter«

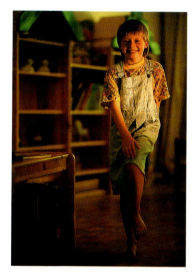

Langeweile hat keine Chance, wenn Phantasie ins Spiel kommt.

bleibt, also immer rechter Arm und linkes Bein sowie linker Arm und rechtes Bein gleichzeitig bewegt werden.

Der »Schwerkraftgleiter«

Der »Schwerkraftgleiter« löst Oben-unten-Blockaden auf und ermöglicht uns dadurch, daß unser Fühlen und Denken, also Herz und Verstand, wieder in Verbindung treten. Dieser Gleichklang ist wichtig, denn Stoff, der mit innerer Beteiligung, also Gefühl gelernt wird, bleibt besser in Erinnerung.

Herz und Verstand verbinden

Überkreuzen einmal anders

Damit es nicht langweilig wird

Die einfache Überkreuzbewegung läßt sich leicht abwandeln. Die Kinder können marschieren, die Beine zur Seite nehmen oder nach hinten abwinkeln. Der Phantasie Ihres Kindes sind dabei keine Grenzen gesetzt. Beachten Sie dabei jedoch immer, daß die Bewegung gegengleich

Wie die Übung wirkt

Durch die Grundstellung, das Überkreuzen der Beine, werden alle für die Körperbalance wichtigen Muskeln angeregt. Da Körpergleichgewicht und seelisches Gleichgewicht miteinander verbunden sind und einander beeinflussen, gibt die Übung Stabilität, Selbstsicherheit, Vertrauen und Zuversicht. Darüber hinaus entspannt der »Schwerkraftgleiter« die Hüft- und Beckenregion, wodurch sich die Körperhaltung im Sitzen und Stehen verbessert.

Körperliche und seelische Balance

> **Ein Tip:**
>
> Überkreuzen ist auch im Sitzen und Liegen und mit Musik oder Singen möglich! Lassen Sie Ihr Kind entscheiden, denn die Übungen sollen vor allem Spaß machen.

Die Übungen der Pädagogischen Kinesiologie

Die Beine werden über Kreuz gestellt, Oberkörper und Arme pendeln.

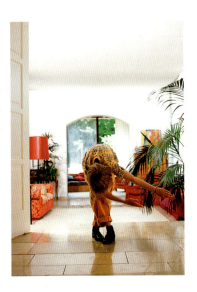

Danach strecken und die Beinstellung wechseln.

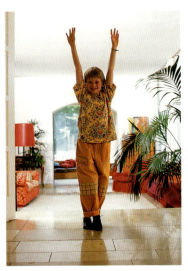

So wird's gemacht

Beine überkreuzen
▶ Ihr Kind überkreuzt im Stehen seine Beine. Welches Bein vorne oder hinten steht, spielt dabei keine Rolle, wichtig ist vor allem ein sicherer Stand. Den Oberkörper langsam nach vorne beugen. Achten Sie darauf, daß die Knie nie ganz durchgedrückt sind. Die Arme hängen locker nach unten.

Gleichmäßige Pendelbewegungen
▶ Jetzt wird mit der eigenen Schwerkraft gespielt. Ihr Kind pendelt mit Oberkörper und Armen hin und her, rauf und runter. Arme und Oberkörper machen dabei Bewegungen in dieselbe Richtung. Arme und Beine werden eine Einheit, ein selbständiger Teil des Körpers.

Führt die Bewegung nach oben (parallel zum Boden), wird eingeatmet, nach unten ausgeatmet. Zuletzt richtet sich Ihr Kind auf und streckt sich kräftig nach oben. Je einmal mit wechselnder Fußstellung üben.

Der beste Zeitpunkt
▶ Machen Sie mit Ihrem Kind den »Schwerkraftgleiter« zur Entspannung nach der Schule oder vor den Hausaufgaben.

Bitte beachten Sie

Vor allem kleinere Kinder haben Schwierigkeiten, Balance zu halten. Bei der Einschulung sollte der Körpergleichgewichtssinn allerdings voll ausgebildet sein.

»Überkreuzbewegung nach hinten«

Die »Überkreuzbewegung nach hinten«

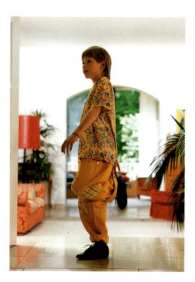

»Schuhplatteln« löst Vorne-hinten-Blockaden auf.

Schaltet Ihr Kind bei den Hausaufgaben häufig einfach ab und starrt vor sich hin? Oder zappelt es bei Schularbeiten herum und kann sich nicht konzentrieren? Die »Überkreuzbewegung nach hinten« hilft, solche Vorne-hinten-Blockaden aufzulösen.

Wie die Übung wirkt

Konzentration und Entspannung im Gleichgewicht

Die Übung schafft ein Gleichgewicht zwischen Konzentration (dem Nah dran sein an einem Thema) und der Entspannung (weit weg sein).

So wird's gemacht

Der Bewegungsablauf dieser Übung ähnelt entfernt einem bayerischen »Schuhplattler«:

▶ In der Ausgangsposition steht Ihr Kind entspannt und läßt die Arme locker nach unten hängen. Jetzt werden die Beine abwechselnd nach hinten angewinkelt, also zum Po hin. Dabei wird die linke Ferse mit der rechten Hand berührt und umgekehrt. Die Blockade ist aufgelöst, wenn der »Schuhplattler« wie von selbst geht.

Hand über Kreuz an die Ferse

»Drei auf einen Streich«

Alle drei möglichen Denkblockaden – rechts-links, vorne-hinten, oben-unten – können Sie auf einen Streich lösen Sie, wenn Sie

- die einfache Überkreuzbewegung (oder eine Variante davon),
- den »Schwerkraftgleiter« und
- den »Schuhplatter«

unmittelbar hintereinander üben.

Alle drei Blockaden auf einmal lösen

Die Übungen der Pädagogischen Kinesiologie

Sie berühren Ihr Kind links und geben ihm damit den Anstoß, »links« laut auszusprechen.

Dann berührt Ihr Kind sich selbst und wiederholt laut »links«.

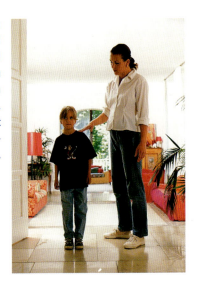 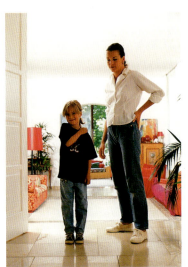

Die »Seitigkeitsverankerung«

Links oder rechts?

Verwechselt Ihr Kind häufig links und rechts? Mit dieser Übung wird es sicherer in der Unterscheidung der Seitigkeiten.

Wie die Übung wirkt

Arbeiten mit »Ankern«

Die »Seitigkeitsverankerung« ist eine Technik des Neurolinguistischen Programmierens (Seite 58). Ein »Anker« hilft dem Kind, rechts und im Gegensatz dazu links zu erkennen, indem im Kopf automatisch das Bewußtsein für die Seitigkeiten hergestellt wird. Das ist besonders wichtig fürs Schreiben und Rechnen (Rechts-links-Blockaden erkennen, Seite 39). Der »Anker« besteht bei der folgenden Übung aus dem Wort »links« und der Berührung.

So wird's gemacht

▶ Berühren Sie Ihr Kind leicht an der linken Schulter, und fordern Sie es dabei auf, laut »links« zu sagen. Wiederholen Sie diesen Ablauf dreimal.

▶ Im zweiten Schritt setzt das Kind selbst den »Anker«. Es legt die rechte Hand auf seine linke Schulter und sagt dabei dreimal laut »links«.

Diese Verankerung wirkt normalerweise sofort. Sie sollten die Übung aber zur Verfestigung mehrere Tage lang einmal täglich wiederholen.

Übungsdauer

Spielerisch üben ▶ Am besten machen Sie aus dem Üben ein Spiel: Immer wenn Ihr Kind an Ihnen vorbeiläuft, klopfen Sie ihm schnell auf seine linke Schulter, und es antwortet »links«.

Kreise malen

Grundübungen fürs Schreiben Die Kreise kennen Sie bereits von den Testbögen (Seite 52). Ihr Kind übt beim Malen von Kreisen die Grundbewegung des Schreibens, nämlich den Richtungswechsel von links nach rechts und umgekehrt.

■ In der Regel können Kinder Kreise zuerst nach links malen. Der Kreis nach rechts kommt später hinzu. Wenn er gelingt, ist das ein Merkmal dafür, daß Ihr Kind sich geistig und körperlich im zweidimensionalen Raum bewegen und Unterscheidungen treffen kann.

So wird's gemacht

▶ Fordern Sie Ihr Kind auf, einen beliebigen Kreis zu malen. Achten Sie darauf, ob der Kreis nach links oder rechts gemalt wird, denn daran erkennen Sie die Richtung, die noch fehlt und folglich geübt werden muß. **Fehlende Richtung feststellen**

▶ Machen Sie den Richtungswechsel durch genaue Angaben deutlich, zum Beispiel »gegen die Wand« oder »zum Fenster hin«. Wenn Ihr Kind diese Aufgabe nicht alleine bewältigen kann, führen Sie ihm beim Kreisemalen die Hand so lange, bis die Bewegung auch alleine klappt. **Hilfestellung**

Lernübungen

Die Übungen »Kreise, Schleifen und Achten malen« bilden eine weitere Übungseinheit. Es handelt sich um Schreibübungen, die Ihrem Kind helfen, die Bewegung von Schreibhand und Augen besser aufeinander abzustimmen, was eine Verbesserung des Schriftbilds mit sich bringt. Machen Sie die Übungen in der angegebenen Reihenfolge, denn sie bauen aufeinander auf. Wenn Ihr Kind eine Übung schon beherrscht, können Sie sofort zur nächsten übergehen. Für diese Übungsfolge benötigen Sie nur liniertes Papier und Buntstifte – und natürlich etwas Zeit.

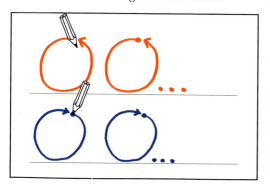

PRAXIS

Die Übungen der Pädagogischen Kinesiologie

Schleifen malen

Grundfiguren vieler Buchstaben

Schleifen sind die Basisfiguren vieler Buchstaben in der Schreibschrift, zum Beispiel beim kleinen »e«, »g«, »f« oder »h«.

So wird's gemacht

▶ Bitten Sie Ihr Kind, eine Schleife zu malen. Achten Sie auch bei dieser Übung wieder darauf, in welche Richtung Ihr Kind den Stift führt, zuerst nach links oder nach rechts. Fordern Sie es dann auf, die Schleifen in die andere Richtung zu malen. Machen Sie **Hilfestellung** auch hier durch genaue Angaben wie »zur Tür hin« oder »zum Fenster hin« deutlich, was Sie meinen. Führen Sie auch hier falls nötig so lange die Hand Ihres Kindes, bis die Schleifen in beide Richtungen flüssig und sicher gelingen.

Bitte beachten Sie

Die Übungen »Kreise und Schleifen« malen müssen Sie in der Regel nicht mehr wiederholen, weil beide automatisch beim Schreiben weitergeübt werden.

»Liegende Achten« malen

Die »Liegende Acht« kombiniert die Bewegungselemente von Kreis und Schleife in beide Richtungen und ist die Grundlage für lockeres und flüssiges Schreiben. Daneben wird bei dieser Übung die Fähigkeit trainiert, rechtes und linkes Sehfeld zu koordinieren. Das Kind lernt, mit beiden Augen mühelos die Mitte, das heißt den Schnittpunkt zwischen den beiden Hälften der Acht und somit dem rechten und linken Sehfeld, zu überqueren. Die »Liegende Acht« ist deswegen eine wichtige Übung bei Leseproblemen.

Wichtig fürs Schreiben und Lesen

■ Die »Liegende Acht« ist vergleichbar mit einem Knopf, den wir immer dann drücken, wenn wir Probleme beim Lesen und Schreiben haben. Deshalb ist es wichtig, Ihrem Kind zu vermitteln, wann es selbst die

Praktische »Erste Hilfe«

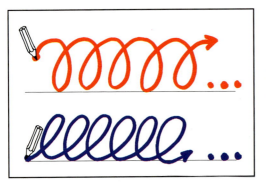

PRAXIS
Der »Muntermacher«
73

»Liegende Acht« einsetzen kann, wenn es den Stift zu stark aufdrückt, die Schreibhand müde ist, die Schrift kleiner wird.

Der »Muntermacher«

Diese Energieübung ist ein echter »Muntermacher«, für den man die beiden Energiepunkte »Niere 27« auf dem Nierenmeridian massiert.
Neueste Untersuchungen am Max-Planck-Institut für Verhaltensbiologie in München ergaben, daß nicht nur das Ohr, sondern auch die Nieren als Gleichgewichtsorgan helfen, Balance zu halten. So stärken Sie mit der Übung nicht nur die Nierenmeridian-Energie stärken, sondern auch den Gleichgewichtssinn.

Mehr Energie durch Akupressur

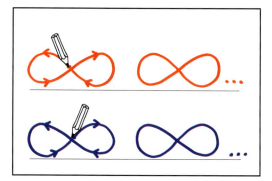

So wird's gemacht

▶ Malen Sie Ihrem Kind eine Liegende Acht als Vorlage. Nun malt Ihr Kind von der Mitte aus nach oben zielend die Liegende Acht nach. Dabei ist es unwichtig, welche Seite der Acht zuerst gemalt wird.

Von der Mitte aus malen

▶ Hat Ihr Kind Schwierigkeiten, malen Sie ihm die Acht nochmals vor und versehen sie diese mit Pfeilen (wie auf der Abbildung). Falls diese Hilfestellung nicht reicht, führen Sie Ihrem Kind die Hand. Malen Sie gemeinsam, ebenfalls von der Mitte aus beginnend, nach oben. Führen Sie die Hand so lange, bis das Kind die Bewegung alleine ausführen kann.

Hilfestellung

Wie die Übung wirkt

Der »Muntermacher« »schaltet Augen und Gehirn an«, denn er erfrischt den gesamten Organismus, entspannt die Augen und erhöht die Aufmerksamkeit – er verbessert also die Bereitschaft, Informationen aufzunehmen, zu verarbeiten und zu behalten. Er hilft, wenn die Schule (zu) viel fordert: wenn die Augen überanstrengt sind, sich das Lesen verschlechtert oder die Vorstellungskraft für Zahlen, Buchstaben und Wörter nachläßt. Darüber hinaus balanciert er die beiden Körperseiten aus.

Für Konzentration, Gedächtnis und Balance

Die Übungen der Pädagogischen Kinesiologie

So wird's gemacht

▶ Bei dieser Übung benötigt Ihr Kind unbedingt genaue Anleitung. Am besten, Sie machen die Übung zusammen, ob im Sitzen oder Stehen ist egal. Sie massieren mit Daumen und Zeigefinger der rechten oder linken Hand sanft die Akupunkturpunkte »Niere 27«. Diese Energiepunkte liegen am Ende des Nierenmeridians, direkt unterhalb des Schlüsselbeins in dem weichen Gewebe, das rechts und links ans Brustbein angrenzt (siehe Abbildung). Die freie Hand massiert leicht die Region um den Bauchnabel. Rubbeln Sie die Energiepunkte 20 bis 30 Sekunden lang. Dann wechseln Sie die Hände.

Energiepunkte auf Brust und Bauch gleichzeitig massieren.

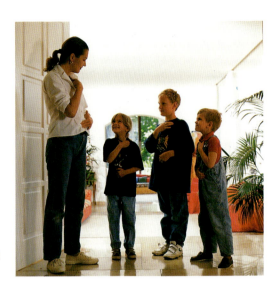

▶ Seien Sie nicht beunruhigt, wenn die Energiepunkte am Anfang noch etwas empfindlich sind. Das ist nur der Fall, weil die Berührung ungewohnt ist. Nach einigen Tagen läßt dieses Gefühl jedoch nach, und Sie können die Übung genießen.

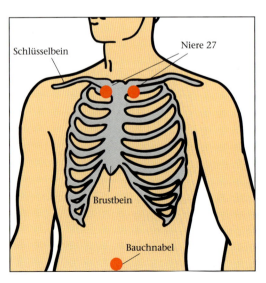

Die »Denkmütze«

Unsere Ohren sind häufig durch Lärm, bei Kindern und Jugendlichen zusätzlich durch Dauerberieselung mit Musik überfordert. Wir »schalten ab«, und das Gehörte dringt nicht mehr in unser Bewußtsein vor. Mit der »Denkmütze« schalten wir beide Ohren einfach wieder an.

PRAXIS
Die »Denkmütze«

Wie die Übung wirkt

Die »Denkmütze« stimuliert über 400 Energiepunkte am Außenohr, die mit wichtigen Gehirn- und Körperfunktionen in enger Verbindung stehen. Die sanfte Massage dieser Punkte macht frisch und entspannt, und Ihr Kind kann wieder konzentriert zuhören und dadurch Informationen besser aufnehmen und speichern. Gerade im Klassenzimmer ist die »Denkmütze« sinnvoll: Es herrscht ein hoher Geräuschpegel, was unter anderem daran liegt, daß viele Schüler ihre Ohrenenergie »abgeschaltet« haben. Sie nehmen sich dann selbst nicht mehr gut wahr, sprechen immer lauter, der Lärmpegel steigt noch mehr an. Die Übung wirkt sich aber auch positiv aus, wenn Ihr Kind zu leise spricht, weil es die eigene Wahrnehmung verbessert.

Die Aufmerksamkeit »anschalten«

So wird's gemacht

Bei der »Denkmütze« kann man stehen, sitzen oder liegen.

▶ Den oberen äußeren Rand der Ohrmuschel kräftig zwischen Daumen und Zeigefinger nehmen, der Daumen liegt außen, der Zeigefinger innen.

▶ Mit den Fingern langsam oben beginnen und den Ohrrand nach außen massieren. Dabei werden die Ohren so richtig auseinandergefaltet und »langgezogen«.

▶ Die Ränder der Ohrmuscheln systematisch, Zug um Zug und langsam massieren. Die Finger wandern dabei von oben bis zu den Ohrläppchen und ziehen diese lang. Diese Ohrmassage sollte mindestens dreimal wiederholt werden.

Eine Ohrmassage erfrischt Körper und Geist

Oben beginnen ...

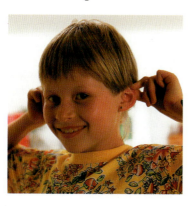

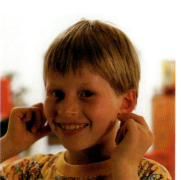

... und langsam nach unten massieren.

Die Übungen der Pädagogischen Kinesiologie

Der »Elefant«

Der »Elefant« ist eine Bewegungsübung, die auf der »Liegenden Acht« (Seite 72) aufbaut. Bevor Ihr Kind also diese spielerische Übung macht, sollte es »Liegende Achten« malen können.

Wie die Übung wirkt

Mit dem »Elefant« trainiert Ihr Kind die Gleichzeitigkeit von Sehen, Hören und Bewegen, den drei Grundvoraussetzungen für problemloses Lernen. Es lernt, wieder mit beiden Ohren gleichzeitig zu hören. Daneben wird sein bereits durch das Malen von Liegenden Achten erweitertes Sehfeld stabilisiert. Ein entspanntes Körpergefühl ist ein weiterer Pluspunkt dieser Übung und hat eine verbesserte Körper-, Sitz- und Schreibhaltung zu Folge.

Gleichzeitigkeit trainieren

Entspannte Körperhaltung

So wird's gemacht

▶ Ihr Kind steht in der Grundstellung aufrecht mit leicht gebeugten Knien. Jetzt wird der rechte Arm nach vorne gestreckt, und zwar nur so hoch, daß Ihr Kind mit den Augen über den Arm hinaus ins Weite blicken kann. Es legt den Kopf auf die rechte Schulter und malt mit dem ausgestreckten Arm, von der Mitte aus nach oben zielend, eine »Liegende Acht« in die Luft. Der linke, nicht aktive Arm hängt locker an der Seite.

Eine »Liegende Acht« in die Luft malen ...

▶ Nun wird der Arm gewechselt. Jetzt wird der linke Arm zum »Elefantenrüssel«, der Kopf wird auf die linke Schulter gelegt und verfolgt nun die Bewegungen des Armes in der Luft.
Lassen Sie Ihr Kind so lange von der Mitte aus nach oben »Liegende Achten« mit dem Elefantenrüssel malen, bis es damit keine Mühe mehr hat.

... abwechselnd mit beiden Armen

▶ Hat Ihr Kind Schwierigkeiten, den Kopf auf die Schulter zu legen, hilft gerade am Anfang ein Blatt Papier, das zwischen Kopf und Schultern geklemmt wird und während der Übung nicht herunterfallen darf.

Hilfestellung

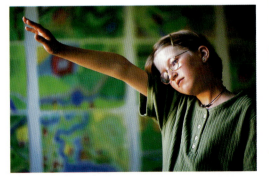

Der »Genießer«

Langes Sitzen in der Schule oder bei den Hausaufgaben beeinträchtigt nicht nur die Muskulatur, sondern setzt auch die geistige Beweglichkeit herab. Der »Genießer« ist eine Partner-Massageübung, die sich positiv auf den gesamten Organismus auswirkt. Zudem fördert sie die Nähe zwischen Eltern und Kind.

Partnerübung

Wie die Übung wirkt

Beim »Genießer« wird die Nacken- und Schultermuskulatur, die durch langes Sitzen und Lesen oft verspannt ist, gedehnt. Dadurch fördern wir die Blutzirkulation, wodurch das Gehirn besser mit Sauerstoff versorgt wird. Der »Genießer« verbessert die Konzentrations- und Merkfähigkeit und entspannt nach einem anstrengenden Schultag oder während der Hausaufgaben. Er wird von Kindern und Erwachsenen immer als sehr angenehm empfunden und kann nach Bedarf beliebig oft wiederholt werden.

Für entspannte Konzentration

Während der sanften Massage dreht Ihr Kind langsam den Kopf und atmet tief durch.

So wird's gemacht

▶ Ihr Kind steht oder sitzt aufrecht und entspannt. Sie stehen hinter ihm und massieren leicht seine Schulter- und Nackenmuskulatur. Während der Massage dreht Ihr Kind seinen Kopf langsam und locker nach links und rechts. Im Drehen läßt es den Kopf leicht nach vorne fallen. Erinnern Sie Ihr Kind immer wieder daran, langsam und tief durchzuatmen. Der »Genießer« wird etwa dreimal wiederholt.

Die Übungen der Pädagogischen Kinesiologie

Die Psyche ins Gleichgewicht bringen

Was können Sie tun, wenn Ihr Kind etwas bedrückt, es aber nicht mit Ihnen darüber spricht? Mit den beiden folgenden Übungen möchten wir Ihnen zwei Techniken vorstellen, die Ihrem Kind und Ihnen helfen, kleine Krisen und Sorgen besser zu bewältigen.

Kindern fehlen oft die Worte

Zuvor jedoch ein Hinweis: Vielleicht erwarten Sie, daß sich Ihr Kind seinen Kummer von der Seele redet und sind enttäuscht, wenn es dies nicht tut. Bitte denken Sie daran, daß Kinder ihre Empfindungen noch nicht so gut in Worten ausdrücken können wie Erwachsene.

höcker« sind neurovaskuläre Reflexpunkte: Wenn wir sie mit der Hand berühren, geben wir über das Nervensystem (»Neuro-«) den Auftrag, Veränderungen im vaskulären System, der Durchblutung, einzuleiten, wodurch sich die Blutzirkulation verbessert. Um die Wirkung der Übung zu steigern, werden nicht nur die Streßreduzierungspunkte an den Stirnbeinhöckern berührt, sondern auch der Hinterkopf. Damit regen wir den Energiefluß zwischen Vorderhirn (bewußtes Denken) und Hinterhaupt (automatisiertes Handeln) an und erreichen eine Verbindung von Gefühl und Vernunft in unserem Denken. Erinnern Sie sich: Ärger, Aufregung oder Angst bedeuten für den

Durchblutung und Energiefluß im Gehirn anregen

Emotionale Streßreduktion

Die erste der beiden Übungen ist in der Angewandten Kinesiologie als »Emotionale Streßreduktion« (ESR) bekannt. Wir berühren dabei zwei Streßreduzierungspunkte auf der Stirn. Sie liegen im Abstand der Augen unmittelbar unter dem Haaransatz und fühlen sich wie kleine Höcker an. Diese »Stirnbein-

Streßreduzierungspunkte berühren

Bitte beachten Sie

Im allgemeinen können Kinder die Technik der emotionalen Streßreduktion selbständig anwenden. Dennoch sollten Sie zur Stelle sein, wenn Ihr Kind Hilfe benötigt. Sie können Ihr Kind auch unterstützen und ihm weitergehende Anregungen geben, sollten es aber nicht überfordern.

Unterstützen, aber nicht überfordern

Emotionale Streßreduktion

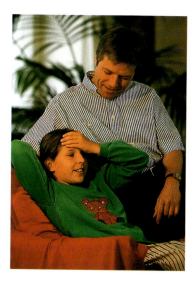

Geben Sie Hilfestellung und nehmen Sie sich Zeit.

Streß wirksam abbauen

Organismus negativen Streß. In diesem Zustand handeln wir reflexartig und unüberlegt (Streß blockiert Denken, Seite 12). Mit Hilfe der ESR-Übung kann Streß schnell und wirksam abgebaut werden. Anschließend sind wir wieder in der Lage, klare Gedanken zu fassen und uns in Ruhe etwas durch den Kopf gehen zu lassen. Gerade Kinder kommen häufig in Situationen, in denen sie heftige Gefühle (Angst vor Lehrern oder Mitschülern, Versagensängste, Neid auf bessere Noten oder modischere Kleidung) entwickeln. Die Emotionale Streßreduktion hilft Ihnen, sich von diesen blockierenden Gefühlen freizumachen. Und noch mehr: Kehren solche Situationen oder ähnliche angstbesetzte Vorfälle wieder, fällt das Kind nicht mehr so leicht in das streßbedingte Handlungsmuster zurück.

Sich von blockierenden Gefühlen freimachen

So wird's gemacht

Vorbereitung

▶ Nehmen Sie sich circa zehn Minuten Zeit. Sorgen Sie für eine Atmosphäre, in der sich Ihr Kind entspannen kann und geborgen fühlt. Suchen Sie sich eine für beide bequeme Position, zum Beispiel einen Sessel.

▶ Jetzt legt Ihr Kind eine Hand mit der Handinnenfläche sanft auf die Stirn, so daß es die Stirnbeinhöcker berührt. Die andere Hand hält den Hinterkopf. Diese Position wird so lange beibehalten, wie Ihr Kind es als angenehm empfindet und sich locker und entspannt fühlt.

Grundhaltung

▶ Nun soll es sich die Bilder eines Ereignisses, das es belastet, ins Gedächtnis rufen – das kann eine Rauferei oder eine Klassenarbeit sein. Dabei wird der Vorfall von Anfang bis zum Ende im Kopf durchgegangen. In der Erinnerung sollen die unangenehmen Empfindungen, die mit der Situation verbunden sind, so genau wie möglich noch einmal erlebt werden. Die Situatuon verliert ihren Schrecken, der Streß wird abgebaut.

Streß abbauen

Die Übungen der Pädagogischen Kinesiologie

Einen positiven Ausgang entwerfen

▶ In einem weiteren Schritt kann Ihr Kind versuchen, eine positive Alternative zu dem unangenehmen Vorfall zu entwerfen. Erst dann, wenn der negative Streß abgebaut ist, kann es auch leichter über die Umstände und eine mögliche Veränderung nachdenken. Es ist nun nicht mehr in dem streßbedingten Handlungsmuster gefangen und kann die gewünschte Korrektur leichter herbeiführen. Erinnern wir uns: Streß blockiert Denken – überlegtes Handeln ist in Streßsituationen nicht möglich.

Bitte beachten Sie

Ihr Kind sollte nur so lange an die streßverursachende Situation denken, wie es sich konzentrieren kann und sich dabei wohlfühlt. Wenn es durch aufsteigende Bilder übermäßig geängstigt wird, sollten Sie die Übung abbrechen.

Beispiel

Ein Beispiel: Marc hat sich mit seinem Freund geprügelt und ist deswegen deprimiert. Wenn er nun die ESR-Übung macht, kann er darüber nachdenken, wie es zu dem Streit gekommen ist und welche Möglichkeiten es gibt, die gewünschte Versöhnung mit seinem Freund herbeiführen kann. Dadurch baut Marc »alten« Streß ab und findet leichter einen Weg, das Problem anders als mit einer Rauferei zu lösen.

Diese Technik ist auch ideal, wenn zukünftige Ereignisse Ihrem Kind Angst machen. Das können ein Zahnarzttermin oder das nächste Diktat sein. Diese Angst kann Ihr Kind dadurch abbauen, daß es sich den Angstauslöser so lange vor seinem geistigen Auge durchspielt, bis er seinen Schrecken verliert. Ist die Angst, also der Streß, abgebaut, kann auch ein positiver Ausgang des bevorstehenden Ereignisses entworfen werden, der den Wünschen Ihres Kindes entspricht. Natürlich verändert die ESR nicht die Realität, aber Ihr Kind kann der Situation gelassener entgegentreten.

Zukünftigen Ereignissen den Schrecken nehmen

■ ESR ist eine Technik, die Ihrem Kind hilft, emotionalen Streß zu bewältigen. Da blockierende Gefühle abgebaut werden, ist Ihr Kind darüber hinaus leichter in der Lage, eine gewünschte Situation auch tatsächlich herbeizuführen. ESR kann beliebig oft angewendet werden. Sie stellt eine Distanz zum negativen Ereignis her und hilft damit dem Kind, ruhig zu werden und sich zu entspannen.

Schnelle Hilfe für Körper und Seele

Bei der zweiten Streßabbau-Übung, dem »Kopfhalten«, nehmen Sie den Kopf des Kindes in beide Hände. Ihre Handstellung entspricht dabei der »Willkommenshaltung« bei der Geburt, die Ihrem Kind das Gefühl von Halt, Sicherheit und Geborgenheit vermittelt. Sie eignet sich daher aber auch gut als Soforthilfe nach körperlichen oder seelischen Verwundungen (Lernhemmende Faktoren, Seite 26).

Willkommenshaltung

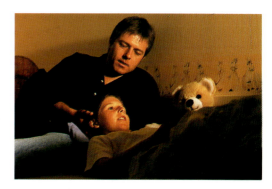

So wird's gemacht

▶ Schaffen Sie eine ungestörte und entspannte Atmosphäre und nehmen Sie sich etwa zehn Minuten Zeit. Ihr Kind liegt bei dieser Übung auf dem Rücken, Mutter oder Vater sitzen an seinem Kopfende.

Vorbereitung

▶ Sie legen Ihre Handinnenflächen unter den Kopf des Kindes und berühren dabei sanft den Übergang zwischen Hinterhauptsbein und Nacken. An dieser Stelle ist rechts und links eine kleine Einbuchtung, in die Sie Ihre Fingerkuppen legen. Halten Sie den Kopf mindestens fünf Minuten. Dabei können Sie ein lockeres Zwiegespräch führen. Vielleicht beginnt Ihr Kind von sich aus zu erzählen, was es beschäftigt. Nach einiger Zeit spüren Sie in beiden Händen ein gleichzeitiges Pulsieren. Dieser Gleichklang zeigt Ihnen, daß die Übung zu wirken beginnt: Ihr Kind entspannt sich immer mehr und fühlt sich geborgen. Das zeigt sich auch in der Körperhaltung: Die Füße werden seitlich fallen gelassen, das Becken öffnet sich, weil die Beckenmuskulatur locker wird. Das Kind »läßt los«.

Legen Sie Ihre Hände unter den Hinterkopf

■ Das »Kopfhalten« kann eine sehr schöne und tiefe Erfahrung für Eltern und Kinder sein. Durch diese Art von Zuwendung können Sie Ihrem Kind helfen, Schreck- und Schockerlebnisse leichter zu überwinden. Sie eignet sich aber auch als abendliches Einschlafritual oder bei Einschlafstörungen.

Fünf Minuten täglich bringen Sie Ihrem Kind näher.

Stark beruhigende Wirkung

Die Übungen der Pädagogischen Kinesiologie

»Blitzwort«

Kinder orientieren sich beim Schreiben oft an ihrem Gehör. Diese Methode führt – nicht nur bei Dialektsprechern – häufig zu Rechtschreibfehlern, da die gesprochene Sprache in vielen Fällen nicht der geschriebenen entspricht. Und bei Fremdsprachen funktioniert dieses Hörverfahren sowieso nicht mehr. »Blitzwort« ist ein Rechtschreibtraining, das auf den vorhergehenden Übungen aufbaut. Sie sollten auf jeden Fall vorher zumindest das Kurzprogramm (Seite 91) gemacht haben, bevor Sie mit dieser Übung beginnen.

Hilfe gegen Rechtschreibfehler

Wie die Übung wirkt

Welche Vorgänge laufen in unserem Gehirn ab, wenn wir schreiben? Schematisch können wir uns die Ablaufkette so vorstellen: Zuerst hören wir ein Wort mit unserem »inneren« Ohr und sehen es dann vor unserem »inneren« Auge. Aus diesen auditiven und visuellen Signalen entsteht ein Bild des Wortes, wir entwickeln ein Gespür dafür, wie das Wort aussehen muß, wir »fühlen« es. Können wir uns ein Wort gut vor unserem »inneren Auge« vorstellen, fällt es uns leicht, es korrekt zu schreiben.

Schreiben – ein komplexer Vorgang

Diese Übung basiert auf einer NLP-Technik, die davon ausgeht, daß der Mensch die Welt über seine Sinne erfährt und begreift. Beim Schreiben passiert das vor allem über das Sehen und Fühlen. Mit »Blitzwort« trainiert Ihr Kind sein Vorstellungs- und Merkvermögen. Wichtig ist, sich die Wörter genau anzusehen, sich eine Vorstellung davon zu machen und Unterschiede zu »erfühlen«.

Training fürs Vorstellungs- und Merkvermögen

So geht die Übung

▶ Bereiten Sie Übungsmaterial vor: Notieren Sie Wörter, die Ihr Kind immer wieder falsch schreibt oder sich in einer Fremdsprache nicht merken kann, groß und deutlich auf ein der Länge nach gefaltetes DIN-A4-Blatt. Nehmen Sie für jedes Wort ein neues Blatt. Schreiben Sie in der gleichen Schrift, in der Ihr Kind gerade liest, also in Druck- oder Schreibschrift.

Vorbereitung

▶ Nehmen Sie sich 15 bis 30 Minuten Zeit. Wenn möglich, sollten Sie auch nicht unterbrochen werden. Ihr Kind ist ausgerüstet mit einem Blatt Papier und einem Schreibstift.

Nehmen Sie sich Zeit

▶ Zeigen Sie Ihrem Kind nun ein Wort, indem Sie ein vorbereitetes Blatt kurz hochhalten.

PRAXIS
»Blitzwort«
83

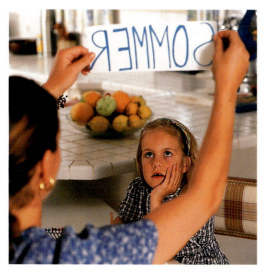 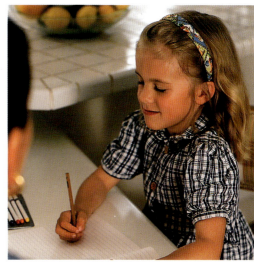

Ein Wort kurz ansehen und dann innerlich vorstellen.
▸ Fordern Sie Ihr Kind auf, die Augen zu schließen und sich das Wort vorzustellen. Hat es damit Probleme, zeigen Sie ihm den Zettel immer wieder, bis es glaubt, das Wort vor seinem inneren Auge sehen zu können.

Aufschreiben
▸ Ist sich Ihr Kind sicher, sich an die genaue Schreibweise zu erinnern, schreibt es das Wort aus dem Gedächtnis auf sein Blatt. Dabei fordern Sie es auf: »Erinnere dich, wie das Wort aussieht und schreibe es auf.«

Vergleichen
▸ Danach vergleichen Sie gemeinsam sein Wort mit der Vorlage. Geben Sie noch kein Urteil ab. Fragen Sie, ob das Wort gleich aussieht und was für ein Gefühl Ihr Kind hat, wenn es die beiden Wörter vergleicht. Sind sie gleich oder nicht gleich?

▸ Falls das Wort falsch geschrieben wurde, Ihr Kind aber keinen Unterschied feststellen kann, beginnen Sie wieder beim ersten Übungsschritt. Sie sollten dem Kind dann aber keine Vorwürfe machen, sondern es mit den Worten »Kein Problem, ich zeige Dir das Wort noch einmal« aufmuntern.

»Kein Problem ... «

▸ Trainieren Sie nicht mehr als dreimal hintereinander mit demselben Wort, und üben Sie nicht mehr als drei Wörter täglich. Sie können die Übung auch variieren, indem Sie die Wörter diktieren.

Übungsdauer

PRAXIS
Die Übungen der Pädagogischen Kinesiologie

Wenn's zu schwierig ist

Hier noch ein Tip: Kann Ihr Kind ein Wort trotz dreimaliger Wiederholung der Übung noch nicht schreiben, wählen Sie ein einfacheres, kürzeres Wort aus. Ein Beispiel: Sie üben das Wort »Vollmond«, und Ihr Kind kann es sich einfach nicht merken. Üben Sie zuerst »voll«, dann »Mond« und erst im dritten Schritt das ganze Wort.
Damit sich die geübten Wörter besser einprägen, können Sie die Übungsblätter zur Erinnerung an einer durchs Zimmer gespannten Wäscheleine aufhängen oder einfach an die Wand pinnen.

Wann Sie üben sollten

Machen Sie das Rechtschreibtraining immer, wenn Sie den Eindruck haben, Ihr Kind verläßt sich beim Schreiben überwiegend auf sein Gehör und schreibt deswegen einige Wörter öfter falsch. Üben Sie dann mit den »Problem«-Wörtern. Mit »Blitzwort« können Sie aber auch alte Lücken schließen oder die Rechtschreibung langfristig verbessern.

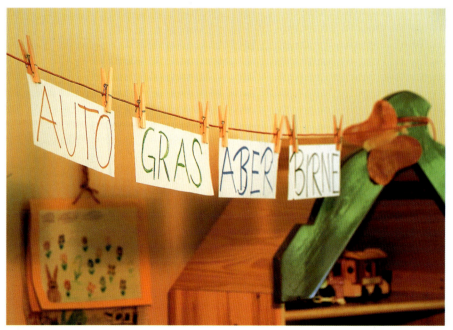

Immer vor Augen – so prägen sich Wörter problemlos ein.

»Rechentraining«

Auch das »Rechentraininig« ist erst richtig wirkungsvoll, wenn der kindliche Organismus im Gleichgewicht ist. Grundvoraussetzung sind deswegen zumindest die Übungen des Kurzprogramms (Übersicht siehe Seite 91).

Wichtig: die Vorbereitung

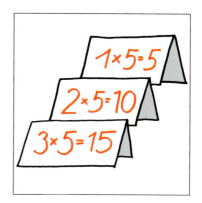

Wie die Übung wirkt

Wie bei der Rechtschreibung ist es auch beim Kopfrechnen entscheidend, sich die Zahlen einer Aufgabe gut vor seinem »inneren« Auge vorzustellen. Um dies zu erreichen, lehnt sich das »Rechentraininig« an eine NLP-Technik an, die vor allem das visuelle Vorstellungsvermögen trainiert. Ihr Kind soll erfahren, wie sich Zahlen und einfache Rechenaufgaben »anfühlen«.

Zahlen »erfühlen«

Vorbereitung

Im Prinzip gehen Sie beim Rechentraininig genauso vor wie beim Rechtschreibtraining. Zuerst bereiten Sie die Vorlagen vor. Rechenaufgaben, die das Kind auswendig wissen muß, wie beispielsweise Einmaleinsreihen, schreiben Sie mit der Lösung auf ein Blatt. Bei Kopfrechenaufgaben lassen Sie das Ergebnis weg.

So üben Sie das Einmaleins

▶ Wie beim Rechtschreibtraining sitzt Ihr Kind am Tisch und hat ein Blatt Papier und einen Schreibstift vor sich. Sie haben jeweils nur eine Aufgabe auf Ihr der Länge nach gefaltetes Blatt geschrieben. Sie haben also zum Beispiel »1 x 5 = 5« und auf ein weiteres Blatt »2 x 5 = 10« und so weiter notiert. Üben Sie mit jedem Blatt einzeln. Sie zeigen Ihrem Kind eine Aufgabe so lange, bis es glaubt, sich die Zahlen merken zu können.

Einmaleinsreihen mit Lösung angeben.

Aufgabe ansehen und merken

▶ Nun fordern Sie Ihr Kind auf, sich die Rechenaufgabe noch einmal mit geschlossenen Augen vorzustellen. Hat es damit Schwierigkeiten, zeigen Sie ihm den Streifen mit der Aufgabe so lange immer wieder, bis es sich sicher fühlt.

Vor dem »inneren Auge« sehen ...

Die Übungen der Pädagogischen Kinesiologie

... und aus dem Gedächtnis aufschreiben

▶ Ermuntern Sie Ihr Kind auch diesmal mit den Worten: »Erinnere Dich, wie die Zahlen aussehen, und schreibe sie auf«, die Aufgabe komplett aus seinem Gedächtnis auf sein Blatt zu schreiben.

Unterschiede »erfühlen«

▶ Anschließend vergleichen Sie gemeinsam das Ergebnis. Bei der Beurteilung der Aufgabe appellieren Sie an das Gefühl Ihres Kindes: »Wie fühlt es sich an, wenn Du die Zahlen auf den beiden Blättern miteinander vergleichst? Gleich oder nicht gleich?« Geben Sie selbst jedoch kein Urteil ab.
Bei falschen Antworten beruhigen Sie das Kind und beginnen noch einmal beim ersten Übungsschritt.

So üben Sie Kopfrechnen

Auch für das Kopfrechnen ist ein gut ausgebildetes Visualisierungsvermögen sehr wichtig. Kann sich Ihr Kind die Zahlen einer Rechenaufgabe vor seinem »inneren Auge« vorstellen, hat es auch weniger Probleme, sich im Zahlenraum zu orientieren und die Aufgabe zu lösen. In den Schulen wird dabei häufig mit dem Zahlenstrahl gearbeitet: nach rechts werden die Zahlen größer, nach links kleiner.

▶ Gehen Sie vor wie beim Einmaleins. Sie schreiben eine Rechenaufgabe auf ein Blatt Papier, doch diesmal geben Sie kein Ergebnis an, zum Beispiel: 17 + 4 = ?

Kopfrechenaufgaben ohne Lösung

▶ Ihr Kind schaut sich die Aufgabe so lange an, bis es sich die Zahlen merken kann. Dann nehmen Sie den Zettel weg. Fordern Sie es nun auf, sich das Gesehene nochmals mit geschlossenen Augen vorzustellen. Falls nötig, zeigen Sie ihm den Zettel immer wieder.

Merken und Visualisieren

▶ Meint Ihr Kind, die Zahlen behalten zu haben, soll es die Aufgabe im Kopf lösen und dann mit der Lösung auf sein

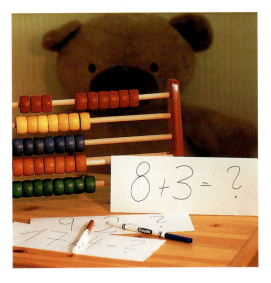

PRAXIS
»Rechentraining«

Die Aufgabe mit Lösung aufschreiben

Blatt schreiben. Vorher fordern Sie wieder auf: »Erinnere Dich, wie die Zahlen aussehen und schreibe Sie mit der Lösung auf.« In der Zwischenzeit ergänzen auch Sie das richtige Ergebnis auf Ihrem Papierstreifen.

▶ Im letzten Schritt werden die Zahlen und das Rechenergebnis mit der Musteraufgabe verglichen. Dabei fragen Sie: »Wie fühlt es sich an, wenn Du die Zahlen auf den beiden Blättern miteinander vergleichst? Gleich oder nicht gleich?« Stimmen Zahlen und Ergebnis, loben Sie Ihr Kind. Sollte es Fehler gemacht haben, schimpfen Sie nicht, sondern beginnen Sie die Übung noch einmal von vorne. Decken Sie

Vergleichen mit »Gefühl«

das bereits ergänzte Ergebnis auf Ihrem Blatt dabei mit der Hand ab.

Bitte beachten Sie

Üben Sie beim Einmaleins immer nur eine Einmaleinsreihe pro Tag, also zum Beispiel das 5er- oder das 3er-Einmaleins. Überfordern Sie Ihr Kind nicht, wenn es einmal nicht so gut klappt, sondern machen Sie am nächsten Tag weiter. Auch beim Kopfrechnen sollten Sie nicht mehr als fünf Aufgaben täglich stellen. Üben Sie Einmaleins und Kopfrechnen nicht an ein und demselben Tag hintereinander.

Immer eins nach dem anderen

Die Übungen der Pädagogischen Kinesiologie

Wann paßt welche Übung?

Sie haben das Übungsprogramm einmal durchgemacht und möchten nun gezielt auf bestimmte Übungen zurückgreifen. In der folgenden Aufstellung finden Sie alle Übungen des Schritt-für-Schritt-Programms und ihre Einsatzbereiche auf einen Blick.

Übersicht für den gezielten Einsatz der Übungen

Das kleine Übungs-Einmaleins

Wirkungsbereich	Übung
Lösen aller Blockaden	Drei auf einen Streich (Seite 69)
Verständnis für links und rechts – Schreiben, Lesen, Rechnen	Links und rechts unterscheiden (Seite 70)
Flüssiges Schreiben, schöneres Schriftbild	Kreise, Schleifen und Liegende Achten malen (Seite 71 bis 73)
Flüssiges Lesen	Liegende Achten malen (Seite 72) Muntermacher (Seite 73/74) Genießer (Seite 77)
Konzentration erhöhen, Sinne wecken	Muntermacher (Seite 73/74) Denkmütze (Seite 74/75)
Fit für die Schule	Elefant (Seite 76) Genießer (Seite 77)
Emotionalen Streß abbauen	ESR (Seite 78) Schnelle Hilfe für Körper und Seele (Seite 81)
Rechtschreibung trainieren	Blitzwort (Seite 82/83)
Rechnen trainieren	Rechentraining (Seite 85)

Fit für Schule und Alltag mit dem Kurzprogramm

Übungen für die ganze Familie

Täglich fit für Schule, Familie und Arbeit? Das folgende kleinen Übungsprogramm sorgt dafür, daß Sie und Ihre ganze Familie den alltäglichen Belastungen und Anforderungen gewachsen sind beziehungsweise die Balance wiederfinden. Das folgende Kurzprogramm besteht aus vier Übungen, die Sie bereits aus dem Schritt-für-Schritt-Übungsprogramm kennen. Damit können Sie gezielt Blockierungen auflösen, Energiehaushalt und Konzentrationsbereitschaft erhöhen und inneren Streß abbauen!

Ausreichend Wasser trinken

Achten Sie darauf, daß Sie und Ihre Familie jeden Tag ausreichend Mineralwasser trinken oder viel frisches Obst und Gemüse essen. Wasser ist ein hervorragender Leiter für elektrische Energie und somit wichtig für sämtliche Stoffwechselvorgänge in unserem Körper. Es belastet den Organismus nicht, sondern erfrischt und macht munter.

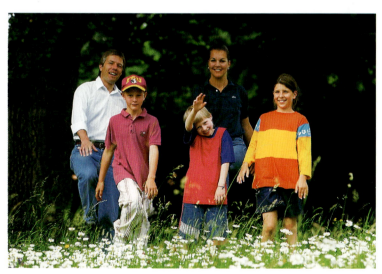

Gemeinsam machen die Übungen doppelt so viel Spaß!

Fit für Schule und Alltag

Kleines Trainingsprogramm für Kinder

Fortschritte stabilisieren durch regelmäßiges Üben

Ihr Kind hat alle Übungen erfolgreich durchgeführt. Nun möchten Sie diese ersten Lernfortschritte stabilisieren. Die vier Übungen des Kurzprogramms machen täglich fit und sind eine schnelle Hilfe, wenn sich Ihr Kind blockiert fühlt. In der Regel genügt es, die Übungen zielgerichtet, das heißt bei Bedarf, einzusetzen. Sie bieten sich als Vorbereitung für die Schule und für die Hausaufgaben an. Ideal ist es, regelmäßig zu üben: So kann sich der nichtblockierte Zustand verfestigen und Ihr Kind ständig auf sein gesamtes geistiges Potential zurückgreifen.

Bitte beachten Sie

Machen Sie die Übungen nicht zu einer lästigen Pflicht, sondern gehen Sie spielerisch damit um. Nach einiger Zeit bemerkt Ihr Kind sicherlich, daß ihm die Übungen guttun und es sich damit bei seinen Problemen selbst helfen kann. Vielleicht können Sie mit Ihrem Kind zusammen üben. Denn gemeinsames Üben macht noch mehr Spaß, und das ist ja die wichtigste Voraussetzung für den Erfolg!

Schnelles Übungsprogramm für Erwachsene

Aus dem Streß in die Balance

Sind Sie mehrfachen Herausforderungen ausgesetzt und möchten trotzdem jeden Tag vollen Einsatz bringen? Das Kurzprogramm hilft auch Erwachsenen, in Streßsituationen ihre Balance schnell wiederzufinden. Wenden Sie die kinesiologischen Übungen immer dann an, wenn Sie sich blockiert fühlen. Mit der Zeit werden Sie eine positive Veränderung spüren. Sie erleben sich als aktiv gestaltenden Menschen, Ihr Selbstvertrauen wird gestärkt, und Sie haben das gute Gefühl, den Anforderungen des Alltags besser gewachsen zu sein. Durch die Übungen beugen Sie aber auch energetischen Unausgewogenheiten vor, die sich langfristig zu organischen Erkrankungen weiterentwickeln können.

Falls Sie nicht vor der Arbeit oder nachmittags zusammen mit Ihrem Kind üben können, planen Sie das Kurzprogramm doch einfach in einer Arbeitspause ein. Es läßt sich auch im Büro durchführen – vielleicht bekommen Kolleginnen und Kollegen Lust zum Mitmachen.

Schnelles Übungsprogramm für Erwachsene

Qualität geht vor Häufigkeit

Bereits kurze Übungsphasen helfen

Mit etwas Routine schaffen Sie das Kurzprogramm in ungefähr zehn Minuten. Doch beachten Sie dabei: Schnelligkeit spielt keine Rolle, es kommt auf die Intensität an. Aber auch kurze Übungssequenzen und die daraus resultierenden neurologischen Verknüpfungen helfen, die Balance wieder herzustellen. Setzen Sie die Übungen vor allem in Situationen ein, die Sie besonders belasten, beispielsweise vor neuen Herausforderungen, bei aktuellen Problemen oder wenn Sie einmal mutlos sind.

Noch ein Tip

Vergessen Sie darüber aber nicht, daß neben den Übungen auch eine ausgewogene Ernährung das Wohlbefinden positiv beeinflußt.

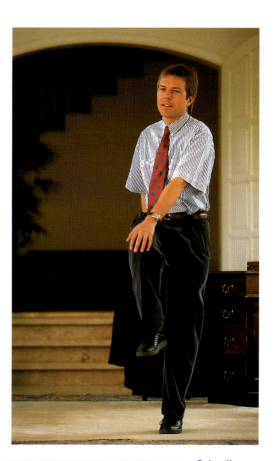

Schnell mal Streß abbauen im Büro.

Die vier Übungen des Kurzprogramms

- Drei auf einen Streich (Seite 69): alle drei möglichen Denkblockaden auflösen
- Muntermacher (Seite 73): Augenenergie aktivieren, Koordination beider Gehirnhälften, Verbesserung des Links-rechts-Körpergleichgewichts
- Denkmütze (Seite 75): Ohrenenergie aktivieren, Steigerung der Aufmerksamkeit, Verbesserung des Sprechvermögens
- Streß abbauen – ESR (Seite 78): Streßbelastung reduzieren, neue Handlungsfreiheit gewinnen

Zum Nachschlagen

Bücher, die weiterhelfen

Allgemeine Darstellungen

Dennison, Dr. Paul E., *Befreite Bahnen*, Verlag für Angewandte Kinesiologie, Freiburg im Breisgau

Dennison, Dr. Paul E./Dennison, Gail E., *Das Handbuch der Edu-Kinestetik für Eltern, Lehrer und Kinder jeden Alters*, Verlag für Angewandte Kinesiologie, Freiburg im Breisgau

Dennison, Dr. Paul E./Dennsion, Gail E., B*rain-Gym – Lehrerhandbuch*, Verlag für Angewandte Kinesiologie, Freiburg im Breisgau

Lesch, Matthias/Förder, Gabriele, *Kinesiologie. Aus dem Streß in die Balance*, Gräfe und Unzer Verlag, München

Markova, Dawna, *Wie Kinder lernen*, Verlag für Angewandte Kinesiologie, Freiburg im Breisgau

Saint-Exupéry, Antoine de, *Der kleine Prinz*, Karl Rauch Verlag, Düsseldorf

Watzlawick, Paul, *Anleitung zum Unglücklichsein*, R. Piper Verlag, München

Watzlawick, Paul/Weakland, John H./Fisch, Richard, *Zur Theorie und Praxis menschlichen Handelns*, Hans Huber, Bern

Bücher zum Thema Gehirn

Eccles, John, *Die Evolution des Gehirns, die Erschaffung des Selbst*, R. Piper Verlag, München

Ornstein, Robert/Thompson, Richard, *Unser Gehirn: das lebendige Labyrinth*, Rowohlt Taschenbuch Verlag, Reinbek

Vester, Frederic, *Denken, Lernen, Vergessen*, Deutscher Taschenbuchverlag, München

Gesundheits- und Ernährungsberater

Batmanghelidj, F., *Wasser, die gesunde Lösung. Ein Umlernbuch,* Verlag für Angewandte Kinesiologie, Freiburg im Breisgau

Bräunig, Claudia, *Kinder backen selber*; Gräfe und Unzer Verlag, München

v. Cramm, Dagmar, *Kochen für Kleinkinder* und *Was Kinder gerne essen*, Gräfe und Unzer Verlag, München

Adressen, die weiterhelfen

Flade, Dr. med. Sigrid, *Allergien natürlich behandeln* und *Neurodermitis natürlich behandeln*, Gräfe und Unzer Verlag, München

Keudel, Dr. med. Helmut, *Kinderkrankheiten*, Gräfe und Unzer Verlag, München

Lehmann, Günter, *Rückenschule für Kinder*; Gräfe und Unzer Verlag, München

Reigl, Martina, *Kinder kochen selber*; Gräfe und Unzer Verlag, München

Schmidt, Sigrid, *Bachblüten für Kinder*, Gräfe und Unzer Verlag, München

Stumpf, Werner, *Kinder mit Homöopathie natürlich behandeln*, Gräfe und Unzer Verlag, München

Wenzel, Dr. med. Petra, *Hausapotheke*; Gräfe und Unzer Verlag, München

Wilhelm, Dr. Gudrun, *Fitneß und Spaß mit Ball und Band*; Gräfe und Unzer Verlag, München

Das große GU Vollwert Kochbuch und *Das große GU Vollwert Kochbuch Nr. 2*; Gräfe und Unzer Verlag, München

Adressen, die weiterhelfen

Adressen von ausgebildeten Lernberatern in Ihrer Nähe erhalten Sie beim Berufsverband Deutsche Gesellschaft für Praktische Pädagogik e.V.
Geschäftsstelle
c/o Christl Steck-Förstl
Pilsenseestraße 2
D-82229 Seefeld

Informationen über die Ausbildung zum Lernberater und über Seminare »zum Buch« erhalten Sie beim
I.P.P. Institut für Praktische Pädagogik
Ludwig Koneberg M.A.Phil.
Ernsbergerstraße 14
D-81241 München

Kontaktadressen in Österreich, in der Schweiz und in Italien:
Lernstudio
Prof. Ursula Holzer
Heinrichsgasse 2
A-1010 Wien

Erika Schwitter
Im Eichli 14
CH-6315 Oberägeri

Mauro Bazzanella
Mühlbachweg 2
I-39044 Neumarkt (BZ)

Sachregister

Akupunkturpunkte 10, 57
»Anker« (in der NLP) 59, 70
allergische Reaktionen 21
Allgemeine Integrationszone
  (AIZ) 13
Angewandte Kinesiologie 8, 9
Anwendungsprinzipien 59
Augenkreisen 41, 65

Bewegung 23, 39
– Entwicklung 24
– gegengleiche 42, 48, 64
– Hinweise auf Lernblockaden 35
Bewegungsübungen 9, 10, 56
Bildschirme, Gefahr durch 29
Blitzwort 53, 62, 82
Blockade
– energetische 10, 57
– geistige 12, 14
»blockiertes« Hören 39
»blockiertes« Sehen 40
»Brain Gym« (Gymnastik
  fürs Gehirn) 8, 25, 56

Corpus callosum (Balken) 17

Denken
– bewußtes 18, 78
– drei Dimensionen 37
– räumliches 29
Denkmütze 61, 74
Denkstrategien 21
Dennison, Dr. Paul 8, 22, 44
Dennison-Lateralitäts-
  Bahnung 63ff.
Drei auf einen Streich 69

Edu-Kinestetik 8
Einmaleins üben 85
Einschlafhilfe 82
Elefant 61, 76
Emotionale Streßreduktion
  (ESR) 61, 78
Energieblockade 11, 57
Energieleitbahn
  (Meridian) 10, 49
Energiepunkte 49, 75

Energiepunkte »Niere 27« 73, 74
Energieübungen 49, 56, 57,
  61, 73
Entspannung 47, 61, 62, 69
Ernährung 29, 89, 91

geistiges Potential 56, 60
Gehirn 12, 16
– Beeinträchtigung des
  Informationsaustausches 10,
  37, 44
– Oben-unten-Schema 44
– Rechts-links-Schema 38
– Vorne-hinen-Schema 44
Gehirnareale 17
Gehirnhälfte, analytische 18,
  21, 38
Gehirnhemisphären 17, 18
– Aufgaben 19, 21
Genießer 61, 77
Gestalthirnhemisphäre 19,
  22, 38
Goodheart, Dr. George 9
Großhirn 17
Großhirnrinde 17

Händigkeit 43
– gemischte 43, 48, 63
Hirnstamm 17, 18
Hyperaktivität 47
Hypoaktivität 47

individuelle Fähigkeiten 29, 60

Kleinhirn 17, 18
Konzentration 47, 69, 77
Kopfhalten 62, 81
Kopfrechnen üben 63, 86
Körpergefühl 63, 73
Krabbeln 23, 24, 42
Kreise 41, 52, 61, 71
Kurzprogramme 89ff.
– für Erwachsene 90
– für Kinder 90

Lebensenergie 10, 11, 31, 57
Lebensmittel als Stressoren 29
Lebensmittelzusatzstoffe 30
Lernberatung, kinesiolo-
  gische 11, 15

Sachregister

– Fallbeispiele 48
– Testbögen 51–53
Lernblockade 11, 13
– Auslöser durch körperliche Schockerlebnisse 31
– Auslöser durch emotionale Verletzungen 31
– Hinweise 34–36
lernhemmende Faktoren 26–31
Lernstrategie, ungeeignete 14
Leseprobleme 34, 38, 39, 49, 51
Liegende Achten 48, 52, 59, 61, 72, 76
Limbisches System 17

Massage
– der Nacken- und Schultermuskulatur 77
– der Energiepunkte »Niere 27« 73
– der Ohren 75
Meridian (Energieleitbahn) 10, 49
– Nierenmeridian 74
Meridiansystem 10
Muntermacher 61, 73
Muskeltest, kinesiologischer 10, 15, 31

Nervenbahnen (Synapsen) 22, 23, 25
– Entwicklung 23
Nervensystem 78
Neurolinguistisches Programmieren (NLP) 8, 56, 58, 82, 85
Nierenmeridian 74

Oben-unten-Blockade 45
– auflösen 61, 67
– Kennzeichen 46
Ornstein, Robert (Gehirnforscher) 25

Parallelbewegung 61, 63, 65
Psyche ins Gleichgewicht bringen 78

Rechenprobleme 34, 50, 51
Rechentraining 62, 85
Rechts-links-Blockade 37–42, 44
– auflösen 61, 63
– Kennzeichen 41

reflexartiges Handeln 13, 78
Reflexpunkte 10
– neurovaskuläre 78
Schnelle Hilfe für Körper und Seele 81
Schleifen 41, 52, 61, 72
Schreibhand 43
Schreibprobleme 39, 48, 51
Schuhplattler 62
Schulzensuren 28
Schwerkraftgleiter 61, 67f.
Sehfeld, erweitertes 76
Seitigkeitsverankerung 70
Selye, Hans (Streßforscher) 11
Stirnbeinhöcker 78
Streß 11, 12
– für den Bewegungsapparat 27
– emotionaler (seelischer) 12, 31, 61, 80
Stressoren
– negative 12, 15, 25, 57
– postive 12
Streßreduzierungspunkte 78

Testbögen 51ff.

Überkreuzbewegung 24, 61, 63, 65, 69
Überkreuzungspunkt (Mittellinie) 42, 53, 63
Überlebensinstinkt 13, 31
Übungen 56ff.
Übungen, Zusammenfassung 88
Übungs-Einmaleins, Kleines 88
Umweltgifte 30

vaskuläres System 78
Verhalten 34, 44
– aggressives 35
– gefühlsdominiertes 45
– vernunftsorientiertes 46
Verhaltensänderung 59
Visualisierung (Vorstellung) 29, 42, 50, 51, 53, 63, 82, 85
Vorne-hinten-Blockade 44
– auflösen 61, 69
– Kennzeichen 47

Wasser 27, 89

Impressum

Für die Benutzung der Schulräume gilt unser besonderer Dank der Privaten Volksschule Maria Montessori, Starnberg.

© 1996 Gräfe und Unzer Verlag GmbH, München
Alle Rechte vorbehalten. Nachdruck, auch auszugsweise, sowie Verbreitung durch Film, Funk und Fernsehen, durch fotomechanische Wiedergabe, Tonträger und Datenverarbeitungssysteme jeder Art nur mit schriftlicher Genehmigung des Verlages.

Redaktion: Gabriele Hopf
Lektorat: Christina Hackner
Herstellung: Ina Hochbach
Layout und Umschlaggestaltung: Heinz Kraxenberger
Gesamtherstellung: BuchHaus Gigler GmbH
Lithos: Artilitho, I-Gardolo
Druck und Bindung: Appl, Wemding

Bildnachweis
Fotos: Alexander Walter
Styling: Jeanette Heerwagen
weitere Fotos: Pictor International U1, S. 1, 14;
Mauritius S. 22, 59, Umschlagrückseite
Grafiken: Martin Scharf S. 16, 17, 52, 53, 71, 72, 73, 74
weitere Abbildungen: Tausendblauwerk (Michael Berwanger) S. 10

Printed in Germany

ISBN 3-7742-2577-X

Auflage	8.	7.	6.	5.
Jahr	01	2000	99	98